常见疾病知识普及系列丛书

# 走出 颈椎病

## 认识和防治误区

杨玺 编著

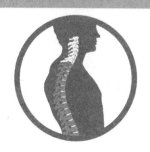

U0251168

西安交通大学出版社
XI'AN JIAOTONG UNIVERSITY PRESS

## 内容提要

本书以科普读物的形式就如何从认识、预防和治疗颈椎病的种种误区中走出来等内容向读者做了详尽的阐述。其内容新颖、系统、详细、实用,适合于广大群众,尤其是颈椎病患者阅读。同时,对临床医疗工作者也有一定的参考价值。

**图书在版编目(CIP)数据**

走出颈椎病认识和防治误区/杨玺编著. —西安:西安交通大学出版社,2013.4
ISBN 978 - 7 - 5605 - 4741 - 1

Ⅰ.①走… Ⅱ.①杨… Ⅲ.①颈椎-脊椎病-防治 Ⅳ.①R681.5

中国版本图书馆 CIP 数据核字(2012)第 289786 号

| | | |
|---|---|---|
| 书　　名 | 走出颈椎病认识和防治误区 | |
| 编　　著 | 杨　玺 | |
| 责任编辑 | 李　晶　　张雪冲 | |
| 出版发行 | 西安交通大学出版社 | |
| | (西安市兴庆南路 10 号　邮政编码 710049) | |
| 网　　址 | http://www.xjtupress.com | |
| 电　　话 | (029)82668357　82667874(发行中心) | |
| | (029)82668315　82669096(总编办) | |
| 传　　真 | (029)82668280 | |
| 印　　刷 | 陕西奇彩印务有限责任公司 | |
| 开　　本 | 880mm×1230mm　1/32　印张 3.875　字数 88 千字 | |
| 版次印次 | 2013 年 4 月第 1 版　　2013 年 4 月第 1 次印刷 | |
| 书　　号 | ISBN 978 - 7 - 5605 - 4741 - 1/R·281 | |
| 定　　价 | 16.50 元 | |

读者购书、书店填货、如发现印装质量问题,请与本社发行中心联系、调换。
订购热线:(029)82665248 (029)82665249
投稿热线:(029)82665546
读者信箱:xjtu_mpress@163.com

# 前　言

　　颈椎是连接头颅与躯干之间的枢纽,它一方面是脑血管循环必经之路,另一方面又是人体神经中枢的重要部位。可以说,该处是血管、神经密集交错的要地,是人体事故的多发地带。当人体颈椎椎间盘逐渐发生退行性病变、颈椎骨质增生或颈椎正常生理曲线发生改变时,就会形成颈椎病。

　　据有关资料显示,我国颈椎病的发病率大约为 7%～10%,其中 50 岁左右的人群中大约有 25% 的人患过或正患颈椎病,60 岁左右人群患颈椎病高达 50%,70 岁左右几乎达到 100%……可以说,颈椎病和感冒一样,是一种众人皆知的疾病。

　　司空见惯的颈椎病,对很多患者可以说是最熟悉的"陌生人"。由于颈椎病是一种常见病和多发病,所谓久病成医,从这点来说,患者对颈椎病是熟悉的;然而,在临床诊疗过程中也发生了许多严重后果,究其原因,却是来源于患者(也包括某些医务人员)对此病的一知半解。颈椎病不算可怕,可怕的是对它的认识和防治误区。这些误区犹如雷区,不能踏入,已经踏入者,要争取及早返回,返回就能看到你前面充满希望的阳光。所以,颈椎病治疗关键是到正规医院得到正确的治疗和指导,切忌有病乱医,方能达到最好的防治效果,并可避免患者的劳民伤财。

　　随着我国实现小康社会步伐的加快,人们越来越关注健康,越来越关注生活质量和生命质量。为了能满足广大读者渴望正确防治慢性病的需求,笔者精心编著了《走出颈椎病认识和防治误区》一书,阅读本书可帮助大家走出对颈椎病认识和治疗中的误区,希望本书能够成为广大群众,尤其是颈椎病患者的益友。需要特别指出的是,书中小标题所述的均为误解或误区所在,读者必须认真阅读标题后的相关内容,才能正确地理解和把握其原意。拨正航道,驰出误区。

本书的内容深入浅出、通俗易懂、重点突出。在写作方面力求集科学性、知识性、趣味性、实用性于一体。然而，由于笔者水平所限，缺点、错误在所难免，敬请读者不吝指正。

杨玺

2012 年 10 月

# 目　录

## 颈椎病的认识误区

## 颈椎病的检查诊断误区

## 颈椎病的常规治疗误区

## 颈椎病的中医治疗误区

## 颈椎病的手术治疗误区

## 颈椎病的功能锻炼误区

## 颈椎病的日常生活误区

# 颈椎病的预防误区

## 颈椎病的预后误区

# 颈椎病的认识误区

## 误区 1. 颈椎的结构和功能并不重要

人的脊椎如庙堂的柱子一样，支撑着整个身体，而颈椎和腰椎，正是这根"柱子"上的两个关键部位，在人的行动中起着重要的作用，以保证人的行动自如。它们一旦出了问题，就会给人带来痛苦、疾病，甚至会影响人的生命。

颈椎共有 7 个，上下依次序相连。从上往下数，第 1 颈椎称寰椎，第 2 颈椎称枢椎，以下则依序号称呼（如第 3 颈椎、第 4 颈椎等）。寰椎的外形像个指环，头颅就由这个"指环"与躯体相连。枢椎的椎体上方有一个圆柱形的突起叫齿突，寰椎套在枢椎的齿突上，以齿突作为转动的轴心。自枢椎以下，每两个颈椎之间都夹有一个弹性结构垫，称为椎间盘。椎间盘既坚韧又富有弹性，承受压力时被压缩，除去压力后又复原，具有弹性垫样缓冲作用。各个颈椎后方有一个椎孔，每个椎孔上下排成一列，加上相互之间的韧带连接，就形成了一个中空的管道，称为椎管，里面容纳了娇嫩的神经组织——脊髓。它向上与大脑相连，向下依次向各椎间孔发出脊神经根，支配着头面部以外全身所有的感觉、运动与内脏活动。每个椎体的后外侧有两个突起，即横突，其中间有一个横突孔，供应大脑血液的椎动脉即从其中穿过。正因为颈椎周围有如此多的神经、血管等重要组织存在，故椎间盘及椎间关节的老化退变，必然会累及这些相关的组织导致颈椎病的发生。

颈椎起着十分重要的作用——向上支撑头颅，向下连接后背腰腹。因此，颈椎的功能包括三个方面：①支架作用。其中，第 1 颈椎与头颅的枕骨相连接，与下面几节一起支撑着头部和后背。②保护作用。颈椎椎体相互连接,保护由神经、椎动脉血管和脊髓构成的通道。③运动杠杆作用。颈椎最上面两节,是颈部活动的枢纽,帮助颈部屈伸和旋转,完成点头、仰头、左右转头的动作。

### 知识窗

### 颈椎病的好发部位

颈椎病常好发于第 5～6 颈椎,是由于头颈部的负荷(包括自身重量和各种运动的负荷)集中在下颈段,并以 5～6 颈椎的压力最大,特别是长期低头伏案的工作者,第 5～6 颈椎常处于高压力、高扭曲力状态。另一方面,颈椎的椎管矢状径由上而下逐渐减小,最狭窄处为第 5～6 颈椎,而此处又恰为脊髓颈膨大所在。因此,一旦出现退变,则十分易出现症状。

## 误区 2. 对颈椎病的概念模糊

颈椎病又称颈椎综合征,是一种以退行性病理改变为基础的疾患。表现为颈椎间盘退变本身及其继发性的一系列病理改变,如椎节失稳、松动;髓核突出或脱出;骨刺形成;韧带肥厚和继发的椎管狭窄等,刺激或压迫了邻近的神经根、脊髓、椎动脉及颈部交感神经等组织,并引起各种各样的复杂症状和体征的综合征。主要症状是颈部疼痛、板滞,伴有上肢的疼痛麻木、头痛、头晕、耳鸣等。

颈椎病初期十分隐匿,其病程发展很缓慢,正因为如此,许多患者对颈椎病早期表现出来的症状容易忽视。当病情发展到一定程度时,才蓦然回首,悔之晚矣。其实对这种与生活工作方式密切相关的疾病,只要注重日常生活保健,就完全可以避免,所以我们不妨将防病工作做在前面。

**误区 3. 不知晓颈椎病的易患人群**

颈椎病易患人群人以下几类：

（1）长期从事低头工作或头颈固定于某一姿势工作的人群。这一人群患颈椎病的比例最大。会计、绘图员、外科医生、电脑操作者、雕刻、刺绣、撰写等职业，往往每日连续低头屈颈工作数小时，乃至十多个小时，迫使颈部关节组织长时间处于疲劳状态，加速了颈椎间盘退变和颈部软组织劳损。

（2）吸烟者。吸烟不仅对颈椎病患者非常有害，而且还是造成颈椎病的致病因素之一。烟中的尼古丁等有害物质可导致毛细血管的痉挛，造成颈椎椎体血管供应降低，使椎间盘与上下椎体连接的软骨终板钙化，椎间盘的有氧供应下降，废物增多，椎间盘中的酸碱度下降，最终使椎间盘代谢改变，发生退变，引起椎间盘突出。

（3）有颈部疼痛病史者。在颈椎病患者中，特别是颈型颈椎病早期或发作期的患者，经常有颈部疼痛的病史。通过实验和临床研究，也证实了椎间盘的退变与颈部疼痛的程度成正比，尤其是在中青年患者群中。

（4）长期侧卧位者。长期侧卧位使颈椎侧弯，侧方受力失衡，久之亦会损坏健康。如枕头过高，睡眠体位不良，长时间打麻将、看电视，尤其是躺在床上或侧卧在沙发上看电视，使颈椎长时间处于屈曲状态，颈后肌肉及韧带超时负荷，可引起劳损。

（5）经常驾车者。长期驾车的人由于颈部长期固定在一个姿势，颈部的肌肉长期处在紧张的状态，且颈椎间盘也处在高压的状态下，长次以往，椎间盘及椎间关节退变的速度远远高于正常人群。同样，因为经常急刹车，也易造成颈椎的劳损。

**误区 4. 不良生活工作习惯不是颈椎病的元凶**

（1）吹空调，颈部着凉：户外烈日炎炎，室内开放空调，成为年轻人最钟爱的避暑方式。不少年轻朋友贪图凉快,将温度开得很低,冷气正对后背或颈部吹,引发颈部肌肉痉挛、神经根水肿,导致颈肩部酸痛,头颈活动受限制。另外,长时间在空调室内静坐不运动,会造成颈部运动失调,使肌肉、神经、脊髓、血管受累,加快颈椎退化,引发"颈型颈椎病"。

(2)睡不好,脖子受累:酷暑期间,不少年轻人夜生活繁多,睡眠时间少、睡眠姿势不良以及枕头高低软硬不当,都对颈椎有所影响。有的"上班一族"夜间没睡好,早上在车上打瞌睡,这是非常不好的习惯。因为睡眠状态下人体肌肉处于放松状态,各个系统机能暂时下降,刹车时易出现颈部损伤。若原先就有颈椎病,极易诱发或加重病情。

(3)不活动,颈直僵硬:长时期保持一个姿势,是颈椎病最普遍的病因。财会、写作、文秘等办公室白领,以及长时间泡在电脑前的年轻人,都是颈椎型颈椎病的高发人群。

## 误区 5. 只有中老年人才患颈椎病

人在进入中老年阶段后,颈椎病的发生率会明显提高。但需要指出的是,颈椎病最"青睐"身体经常前倾、注意力集中的人。目前越来越多的年轻人患颈椎病就是由于长时间伏案、注视电视及电脑屏幕缺乏活动等导致。

低龄的颈椎病患者多是被家长强迫长时间保持同一种姿势所致。例如,有的家长要求孩子练习书法长达 2～3 个小时;有的家长让孩子背着手风琴一练就是 1～2 个小时;还有的家长让孩子长时间地进行舞蹈、武术、健身等练习,这些都会造成颈部损伤。

一般来说,学龄前儿童因骨骼还没发育完全,过度劳累后出现的症状多是颈部肌肉劳损。但如果没能及时进行调理与治疗,到十几岁时,就会发生骨质病变,成为真正的颈椎病。如果孩子经常说脖子痛、头痛、头晕,或出现颈部活动不灵活时,就有可能是颈椎病的前兆。家长一定要引起注意,首先要除去诱因,如减少孩子写字、练琴的时间等,让颈部得以充分休息。家长千万不能乱扭孩子的脖子,也不要随便让人给孩子扭脖子。因为,儿童的颈部非常脆弱,如果手法不对,容易损坏脊髓,造成高位截瘫等严重后果。如果经过充分休息后,症状仍然没有消失,家长就必须及时带孩子到医院进行检查,拍X光片,确认是否已患上颈椎病。

**知识窗**

### 为什么老年人易患颈椎病

颈椎间盘髓核约80％为水分,其弹性和张力与含水量有密切关系,而含水量随着年龄增长会减少。人到中年后,由于椎间盘髓核逐渐脱水,其弹力和张力减退,易被压缩使纤维环向上膨出发生退变。另外,椎间盘血管分布也随着年龄增长而逐渐减少,透明软骨变性,从而促进了椎间盘的退变。椎间盘退变直接引起椎间隙变窄、椎间关节松弛、稳定性降低导致颈椎病的发生。

## 误区 6. 不了解颈椎病的常见病因

颈椎病常见病因主要有以下几点:

(1)退行性变:随着年龄增长而产生的颈椎间盘退行性变,俗称老化,由此而致颈椎骨关节、韧带等结构发生相应病变,是颈椎病发生的根本原因。

(2)慢性劳损:所谓慢性劳损是指长期反复的、超过正常生理限度的活动所致的颈椎慢性损伤,其结果是加重颈椎的退变。

(3)生活工作中常见下列情况:①睡姿不良:如枕头过高,使颈部肌肉长期得不到良好的放松休息,造成椎旁肌肉,韧带及关节的功能失调,加速颈椎退变过程。②长期低头端坐:可造成颈椎后方的肌肉疲劳,常见于文秘、计算机员、编辑、会计等职业。另外生活中长时间打麻将、看电视亦可出现颈椎肌肉疲劳。且经常低头伏案,会使得颈椎正常的生理屈度变直,引起颈椎变化(如松动、增生、肌肉紧张等),从而刺激周围神经或血管,导致颈椎疼痛。还有经常驾驶汽车的人,由于处在一种紧张的坐姿状态,整个椎体的负荷就会相应加大。③不适当的体育锻炼:超过颈部耐量的不适当运动,可加重颈椎负荷,容易造成颈椎的慢性损伤。

(4)头颈部外伤:约有 50%～60% 的颈椎病患者既往有外伤史。

## 误区 7. 不了解颈椎病的预警征兆

颈椎介于活动频繁、重量较大的头颅与缺少活动、比较稳定的胸椎之间,相对比较薄弱,所以颈椎间盘及下颈椎容易劳损。它怠工的方式,轻则肩颈酸痛、头昏、头痛、落枕、凝肩、手指麻木,重则躯干半边麻痹、眩晕、猝倒、脑中风。

(1)疼痛:这是最常见、最容易被察觉到的临床表现,包括单纯颈部疼痛,枕部、脑后部或肩部疼痛,头颈部活动时疼痛加剧;放射痛,颈肩痛伴一侧或双侧上肢的放射痛。

(2)麻木:初始为轻微麻木,手指、手背的皮肤有轻微的蚂蚁爬行的感觉;病变严重时,感觉迟钝,即用针刺激皮肤,也无痛感。

(3)肌肉痉挛:常见早晨起来感觉颈部不适,以疼痛为主,严重时,颈部、肩部、背部肌肉紧张,发生痉挛,使颈部维持在一个姿势不敢活动。

(4)头痛、头晕:常见症状,指额部、顶部、枕部的疼痛,大多没有特异性。逐渐加重时可能会有运动障碍、肌肉萎缩。

颈椎病最早期表现以颈部症状为主,故又称局部型颈椎病或颈型颈椎病。具体表现为:颈部疼痛、酸胀不适,常在清晨醒后出现或起床时发觉颈部不适,患者常诉说脖子不知放在何种位置为好。部分患者颈部活动受限或强迫体位,个别患者上肢可有短暂的感觉异常。不敢主动活动,被动活动时疼痛加剧,休息可以缓解。由于症状较轻,往往重视不够,以致反复发作而使病情加重。急性发作时俗称"落枕"。大量的临床观察证实,此型实际上是各型颈椎病的最初阶段,也是治疗的最有利时机。治疗以非手术疗法为主,经保守治疗大多数患者可以治愈。

## 误区8. 椎间盘变性不是颈椎病的主要发病原因

颈椎病的始发病变是椎间盘发生了变性,而椎间盘发生变性的原因是因为受到了损伤和本身的逐渐老化。其中椎间盘遭受突发的、明显的剧烈损伤比较罕见,而遭受轻微的、长时间的损伤却比比皆是,使用(垫在头部的)普通枕头睡眠就是一个典型的使椎间盘遭受慢性损伤的例子,许多颈椎病就是因为"用枕不当"引起的。引发了椎间隙狭窄和椎间盘突出。而椎间隙狭窄又引发了韧带松弛、椎体滑脱、骨质增生、关节错位、肌肉痉挛。上述病变压迫神经和血管产生炎症,所以患者常感到颈部疲劳,不能持久看书、看电视等。随着病情加重,患者会感到后枕部疼痛,或晨起后脖子发紧、发僵、活动不灵等,这就引起了颈椎病。

## 误区9. 颈椎病都是起因于增生

不少患者认为颈椎病都是起因于增生。其实,这种认识是错误的。

颈椎病也称颈椎综合征,是颈椎椎间盘的退化变性及颈椎的慢性损伤,导致颈椎间盘破裂、突出,椎体不稳以及随之而来的椎体骨质增生,即所谓骨赘形成。如果突出的椎间盘或骨赘压迫邻近的骨髓、神经根、血管,则会出现相应的症状和体征。但是专家们研究发现,不少患者在颈椎病发作前,颈部未出现过不适,一旦发病,作颈椎

X线照片或 CT、MRI 检查,发现已有明显的骨质增生。还有不少患者,颈椎病症状消除后,复查颈椎 X 线照片、CT 或 MRI,原有的骨质增生依然如故。

其实,颈椎病的起因多由颈部的急性外伤或慢性劳损使椎周软组织(包括韧带、筋膜、关节囊和肌肉)失去应有的稳定性,在一定诱因作用下(如轻微闪挫、落枕、过度疲劳、感受风寒、姿势不良等)而发生椎关节错位,如前后滑脱式、左右旋转式、侧弯侧摆式、倾位仰位式和混合式错位,使颈椎的神经、血管通道(椎管、椎间孔、横突孔)发生变形变窄,达到失代偿的程度时,令这些神经、血管受到骨性压迫或刺激,就会发病。

> **知识窗**
>
> 骨质增生是由于构成关节的软骨、椎间盘、韧带等软组织变性、退化,关节边缘形成骨刺,滑膜肥厚等变化,而出现骨破坏,引起继发性的骨质增生,导致关节变形,当受到异常载荷时,引起关节疼痛,活动受限等症状的一种疾病。骨质增生分原发性和继发性两种。

## 误区 10. 急性颈椎损伤不会引起颈椎病

对整个脊柱而言,颈椎的活动范围最大,同时还承受着头颅的重力和活动。若因头部碰撞、扭伤、挤压等引发颈椎外伤,即可导致不同类型的颈椎病。大约 12%～20% 的颈椎病患者有急性外伤史,尤其是颈椎骨折、脱位后出血、水肿波及椎间孔,骨折碎片移位直接压迫神经根或脊髓。而各种原因所致的颈椎间盘损伤,也是颈椎病发病的重要原因。

## 误区 11. 炎症不会造成颈椎病

有些患者认为炎症不会造成颈椎病,其实这种认识是错误的。当患有急性扁桃体炎、颈淋巴结炎、乳突炎等炎症时,有的人可出现急性颈痛、活动不利,甚至会导致肌肉痉挛性斜颈。当炎症延及关节囊,产生渗液,则会导致充血、脱钙及附近的韧带松弛,最后使颈椎的稳定性受到损害而造成颈椎病。

## 误区 12. 多坐少动、坐姿不正确不会导致颈椎病

颈椎病是一种缓慢进展的退行性疾病,一般多见于中老年人。然而近年来颈椎病的患者群正在逐步年轻化,年轻人越来越多,其中30 岁左右从事文字工作的人比较多,如记者、办公室人员、白领职员、打字员、司机、特别是长期使用电脑工作的人员发病率较高。专家认为,这与生活工作方式有直接关系,多坐少动、坐姿不正确加上精神压力大,工作紧张,长期伏案,有的在电脑前、车上一坐就是几个小时,导致颈肩肌过度疲劳或因坐势不当导致椎间隙炎症水肿,严重的甚至造成颈椎间盘突出。

人是从爬行动物进化来的,直立行走之后,脊柱的受力改变,随着年龄的增长,脊柱的疾病最容易发生。长时间伏案工作,颈椎强直变形的可能性本来就大,缺乏锻炼的肌肉经常处于僵硬状态,在偶然的运动中不能胜任"本职工作",由于原有的颈椎问题诱发的落枕、扭伤等等,也就成了办公室里的常见病。

## 误区 13. 颈椎病不会找上白领

据调查发现,近年来,到医院接受治疗的颈椎病患者越来越多,而且大部分是白领。这些患者除了有颈部疼痛的症状外,在吃饭时

会有阻塞感,吞咽困难,胸骨后还有烧灼样的刺痛。经过钡餐 X 光片及胃镜等检查之后,发现上述状况原来是颈椎骨质增生引起的。

大多数白领们长时间伏案,或长时间注视电脑,较少运动,这都极易引起颈肌疲劳,长此以往就会造成颈椎损伤,而他们中大部分人没有及时就医的意识,疼痛难忍就去美容院按摩了事,这样只是治标不治本,时间稍一久就容易发展成颈椎病。

## 误区 14. 笔记本电脑不会伤颈椎

正常脊柱各段因人体生理需要,均有一定的弯曲弧度,称为生理曲度。颈椎生理曲度的存在,能增加颈椎的弹性,减轻和缓冲重力的震荡,防止对脊髓和大脑的损伤。

经常低头伏案,会使得颈椎正常的生理屈度变直,引起颈椎很多其他变化(如松动、增生、肌肉紧张等),从而刺激周围神经或血管,导致颈椎病痛。

笔记本电脑在人体工程学方面也存在严重缺陷,屏幕与键盘之间距离太近,僵着脖子低头看屏幕,可能造成颈部肌肉损伤;将电脑抬到眼睛适合的位置,又可能造成肩膀和手臂肌肉劳损。目前,各种相关病变已在笔记本早期用户中逐渐显现出来了。

正确的防范方法是垫高笔记本电脑,同时使用外接的传统键盘。

## 误区 15. 开车族不易患颈椎病

现在会开车的人多了,拥有私家车的人多了,走进医院的开车族也越来越多了。原因很简单——他们也和职业司机一样得了职业病。患颈椎病的开车族甚至占到整个颈椎病患者的 20% 以上!形成的原因基本上和不良的坐姿及车辆本身的设计有关。

颈椎是人体活动次数最频繁的脊柱节段。自人类出生后,就做着必需的活动,而其频率也随着成长而增加。

经常驾驶汽车,由于处在一种紧张的坐姿状态,因此整个椎体的负荷就会相应增大。如果座椅调节不够好,就会进一步影响坐姿,头部会为了看清路况而微微前伸,这样就会使颈椎的负荷更大,时间长了,颈部就会逐渐出现病变。

正确的做法是首先要改善座椅。调节座椅的前后与高低。其实座椅的上下调节对车主的健康是有直接的影响的。必须将座椅调节到一个合适自己的位置,使你整个脊椎的四个生理弯曲能充分依附在座椅靠背上。除了对座椅的改善外,颈部的日常锻炼也很重要。

坚持每天做头部后仰 60～100 次,体态瘦弱的人可以少做一点,体态较胖的应该多做一点,切记不能间断。在驾驶过程结束后,也可以马上做一组头部后仰,这对颈椎也很有好处。另外,已经患有颈椎病的人,平时应该注意多卧床休息,使自己平躺在床上,选用低一点、比较硬一点的枕头。

## 误区 16. "用枕不当"不会导致颈椎病

颈型颈椎病多因睡眠时用枕不当引起,垫在头部的枕头迫使颈部较长时间向前弯曲,导致椎间盘移向后侧,刺激神经根,引起项部及肩背部急性疼痛。如果长期用"宽"枕睡眠,椎间盘长时间受挤压而变性,会引起椎间隙松动与不稳。失稳而移位的椎体直接刺激了分布于后方的颈椎神经末梢,反复引发项部及肩背部疼痛症状,病程绵延。此型颈椎病病程较长,可持续数月甚至数年,时轻时重,反复发作。慢性病程患者头部转动时常发生奇异的响声。其实,不少反复落枕的患者多属此型。

还有的人已经认识到"高枕无忧"是错误的观念,因此有些人就选择"低枕"、"物理疗法枕",甚至俯卧着睡觉,其实这些方法都没有实际治疗作用,趴着睡觉肯定扭着脖子,反而造成颈椎在睡眠时保持弯曲状态,其实无论仰睡还是侧睡,选择能保持颈部正常生理弧度的枕头是最重要的。

## 误区 17. 颈椎病与环境、气候变化无关

颈椎病患者常与风寒、潮湿等环境改变、季节气候变化有密切关系。这实际上是寒冷、潮湿等因素的刺激,通过机体自主神经系统,引起皮肤、皮下组织、肌肉等处血管舒缩功能失调,血管痉挛、缺血,局部组织供血不足,淋巴液回流受阻,组织水肿,代谢产物积蓄,结缔组织间渗出,纤维蛋白沉积、粘连等一系列变化。患者有畏寒发凉,酸胀不适,久之因粘连引起肌肉僵直,关节活动受限,局部疼痛等症状,特别在环境、气候、温度突然变化时,上述症状极为明显,这与自主神经功能紊乱有关。

## 误区 18. 不了解能加重颈椎病的因素

颈椎病的发生与颈椎的解剖特点和生理功能有着十分密切的关系。它的加重与颈椎间盘的退变,并由此进一步造成的椎体及附件的变化有关。

颈椎间盘退变,一方面与人类由爬行到直立行走有关;另一方面与生活习惯、职业、全身情况及内分泌有一定关系。而且颈椎间盘退变,往往伴有腰椎间盘的退变。

颈椎病的加重,还与生物力学有一定关系。颈椎的好发部位之所以最常见于第5～6颈椎,是由于头颈部的负荷(包括自身重量和各种运动的负荷)集中在下颈段,并以5～6颈椎的压力最大,特别是长期低头伏案的工作者,第5～6颈椎常处于高压力、高扭曲力状态,这样第5～6颈椎最易、最早、最严重地引起退变。因此,一旦出现退变,则极易出现症状。在颈椎骨质增生、韧带钙化等退化造成椎节制动后,生物力学方面的因素会进一步加重颈椎病的病情。颈椎屈曲时,其压力和扭曲力的最大承受椎节逐渐向下转移,而后伸时则逐渐向上转移,从而造成多节段的病变。此外,正常情况下,颈髓在椎管

内其侧方和前、后方均有缓冲间隙,颈椎的退变产物可破坏颈髓在椎管内既松弛又固定的生物力学平衡,而产生脊髓受压症状。处于正常状态的椎动脉在侧屈、旋转时也可因关节-横突角度的自控作用而不至于造成同侧受压、对侧拉长的现象,但骨质增生、椎关节不稳等情况可使这种自控的生物力学作用丧失,造成同侧椎动脉受压或对侧受拉而出现症状。

> **知识窗**
>
> 生物力学是应用力学原理和方法对生物体中的力学问题定量研究的生物物理学分支。其研究范围从生物整体到系统、器官(包括血液、体液、脏器、骨骼等),从鸟飞、鱼游、鞭毛和纤毛运动到植物体液的输运等。生物力学的基础是能量守恒、动量定律、质量守恒三定律并加上描写物性的结构方程。

## 误区 19. 颈椎病没有部位之分

当前,医学界按发病部位把颈椎病分成 5 种类型:

(1)上段型:发生病变时,引起后颈部和耳后部麻木、胀痛,伴有头晕、头痛、呕吐、听力及视力下降,有的甚至昏倒。

(2)中段型:病变时引起后颈肌、椎旁肌肌肉萎缩,膈肌麻痹,有的还出现心前区闷痛及自主神经功能紊乱。

(3)下段型:肩胛、背部疼痛,上肢窜痛,前臂肌肉萎缩,手指麻木。

(4)椎管狭窄型:多出现四肢运动障碍。早期先是走路不稳,步态蹒跚;后期下肢发硬,称痉挛性病态,也有人称此为脊髓型。

(5)混合型:上述两种类型同时出现。

## 误区 20. 颈椎病不分阶段

从症状上讲,颈椎病的发展大致分为 3 个阶段:

(1)早期:长时间紧张工作后,可感到头晕,颈肩部劳累、酸痛,此时只要注意适当的体育活动和休息放松,情绪乐观,可使症状完全消失。

(2)中期:若前述症状没被注意,就会出现颈肩部肌肉群痉挛,颈部发僵、疼痛,两上肢酸麻胀痛等症状。此时进行正确可靠的治疗,也会使症状迅速缓解,再配合适当的休息及医疗体育锻炼,纠正不良姿势,可预防复发。

(3)后期:若放弃中期治疗,使颈椎骨质增生密度增高,突出的椎间盘纤维化或钙化,椎管或椎间孔变狭窄,将使治疗难度增加。因此,一旦出现颈肩不适,应采取早期治疗。

## 误区 21. 颈椎病没有明显的症状

颈椎病的主要症状是头、颈、肩、背、手臂酸痛,颈项部僵硬、活动受限。颈肩酸痛可放射至头枕部和上肢,有的患者伴有头晕、视物旋转,重者伴有恶心呕吐,卧床不起,少数可有眩晕、猝倒;有的患者一侧面部发热,有时出汗异常。肩背部有沉重感,上肢无力,手指发麻,肢体皮肤感觉减退,手握物无力,有时不自觉地握物落地。另一些患者下肢无力,步态不稳,双脚麻木,行走时如踏棉花的感觉。

## 误区 22. 颈椎病六大类型症状都是相同的

一般根据颈椎病累及部位的不同,将其分为六型,临床表现有所区别。

(1)颈型:突出的症状为颈肩部疼痛,伴有颈部活动受限。X 线片上可见颈椎曲度改变或椎间关节不稳、骨质增生等表现。

（2）神经根型：颈肩部、上肢疼痛，手麻木、肌肉无力等症状，是由于一个或多个神经根受压所致，医学上称为根性痛。X线片及颈椎磁共振可见椎间隙及神经孔变窄、椎间盘突出等（见下表）。

（3）脊髓型：如果是脊髓受压迫，可表现僵硬、感觉异常、行动不便，严重的脊髓型颈椎病甚至可导致瘫痪，如四肢瘫痪、截瘫、偏瘫、大小便失禁。影像学显示椎体后缘骨质增生、椎间盘突出、椎管狭窄，脊髓受压。

（4）椎动脉型：头晕、耳鸣、视力模糊、听力障碍等症状，往往在转头时出现。由于一侧或双侧椎动脉受压所致。血管造影可以提供一定的诊断依据。关于椎动脉型颈椎病的发病机理和诊断问题有待于进一步研究。

（5）交感神经型：则会出现冒汗、心慌、手脚冰冷等一系列交感神经激惹症状，由于颈部的交感神经受到刺激所致。影像学检查无特异性表现。

（6）食管压迫型：常因颈椎椎体前鸟嘴样增生压迫食管引起吞咽困难等症状，经X线片和食管钡餐检查可以证实。

**神经根压迫症状**

| 神经根 | 椎间盘 | 症状 |
| --- | --- | --- |
| 颈3 | 颈2～3 | 颈背部皮肤麻木，耳后疼痛，近似于"落枕" |
| 颈4 | 颈3～4 | 颈背部皮肤麻木，耳后疼痛可一直放射到胸前 |
| 颈5 | 颈4～5 | 肩部疼痛，有时可以放射到上臂，肩部肌肉萎缩，直臂上举无力 |
| 颈6 | 颈5～6 | 上臂疼痛，可以放射到前臂，甚至到拇指和食指指尖，拇指无力，上臂肌肉萎缩 |
| 颈7 | 颈6～7 | 前臂中段疼痛，可以放射到中指和无名指指尖、伸腕和伸指无力 |

## 误区 23. 颈椎疾病没有假象表现

某些类型的颈椎病会出现一些似乎与颈椎病"风马牛不相及"，甚至是扑朔迷离的症状，需以某种或某群症状为主，这些被统称为"颈性综合征"，例如"颈性眩晕"、"颈性心绞痛"、"颈性视力障碍"等。

（1）高血压。颈椎病容易被高血压掩盖，患者往往关注高血压更甚，但事实上颈椎病也可导致血压升高或降低。这与骨质刺激交感神经有关。与单纯的高血压患者不同的是，有颈椎病性高血压还常伴有颈部疼痛、上肢麻木等症状。

（2）心绞痛或胸膜炎。因为颈椎增生的部位压迫了第6、7颈椎的神经根。在这种情况下，患者会感觉一侧乳房或胸大肌有疼痛感，由于疼痛位置与心脏过近，容易误认为心绞痛或胸膜炎。

（3）脑动脉硬化或小脑疾患。患者会在行走中因突然扭头，身体失去支持而摔倒，容易被误诊为脑动脉硬化或小脑疾病，这是由增生的骨质压迫椎动脉引起的。

（4）食道癌。患者感觉咽部发痒，有异物感，后来逐渐发展为吞咽困难。时轻时重。很多患者首先怀疑是食道癌。因此建议可以先做喉镜、胃镜排除癌变，再做 CT 扫描确诊。

（5）下肢瘫痪或排便障碍。由于肢体和排便问题在症状上表现更严重，因此患者往往忽略颈椎问题。这种情况多是由于脊髓的椎体侧束神经受到压迫、刺激所致。

（6）视力障碍。这种情况是由于颈椎病造成的植物神经功能障碍。具体表现为患者的视力下降、间歇性视力模糊、单眼或双眼胀痛、怕光、流泪、视野缩小等，有时还伴随着颈部疼痛。

（7）乳房疼痛。系增生骨压迫第6、7颈椎的神经根所致。开始感觉一侧乳房或胸大肌疼痛，间断隐疼或阵发性刺痛，向一侧转动头部时最为明显，有时疼痛难以忍受。这种疼痛有时会被误诊为心绞痛或胸膜炎。

由此可见,当一些患者经常出现头痛、牙痛、三叉神经痛、眩晕、恶心、呕吐、胃痛、失眠、烦躁或有精神抑郁、语言及伸舌障碍、视力及听力障碍、味嗅觉及皮肤感觉异常、心律失常等症状而又久治无效时,不妨查查颈椎,切忌"头痛医头,脚痛医脚",因为病变很可能在颈椎。

## 误区 24. 颈椎病不会牵动全身

颈椎位居身体中如此特殊的地位,颈椎病的表现就不仅仅局限于头颈部,而且可谓牵动全身。椎动脉型的患者会有眩晕、耳鸣、耳聋等症,有些表现为头昏眼花,在仰视、走路急转弯、急转颈或颈过屈过伸时,均易诱发眩晕发作或加剧原有的症状。又如神经根型颈椎病约占各型颈椎病的 60% 以上,除了咳嗽、低头或仰头等颈部活动时症状加重外,其放射痛范围一般沿神经根支配区累及上臂、前臂和手指。再如脊髓型的患者会自觉胸腰部被束带捆绑、肌肉僵紧、步态不稳、如踩棉花,可发展成下肢瘫痪或四肢瘫痪、大小便失控、卧床不起。此型仅占颈椎病的 10%～15%,但对患者影响较大。在临床上常可见到各型之间症状、体征彼此掺杂的混合型颈椎病。

目前绝大多数类型的颈椎病可得到恰当的诊治,患者完全没必要闻病色变,更不要随意对号入座,自寻烦恼。正确的选择是,及时到正规医院找骨科医生就诊。

## 误区 25. 颈椎病不是"百病之源"

颈椎病并不是简单的一个病症,它还会造成人体的其他损害。

(1)颈椎病的病症:颈椎错位、颈椎骨质增生、软组织损伤、颈椎间盘突出症、落枕、低头症、颈肩背手的疼痛和麻木无力等。

(2)脑供血不足损害大脑:主要表现三个方面。

脑供血不足:头痛、头昏、眩晕、晕车、晕船、体位性低血压、眼前异物感、耳鸣、扭头或蹲位起立头晕眼花,脑血流图检查显示脑血管痉挛、椎-基底动脉供血不足等。

脑机能失调（兴奋）：失眠多梦、注意力不集中、心烦易怒、情绪不稳等。

脑损害：记忆力减退、反应迟钝、帕金森综合征、老年痴呆症、脑萎缩、脑神经损害、脑组织充血水肿、脑出血、脑血栓形成、脑软化、脑梗死等。

高血压：当颈椎有错位或增生时，会压迫刺激邻近的椎动脉或颈交感神经节，导致椎动脉痉挛、基底动脉供血不足，反射性地引起血管运动中枢兴奋性增高，引起血压升高。

（3）吞咽不畅：食管的上端和第六颈椎相邻，第六颈椎出现增生，就会压迫和刺激食管，甚至造成食管周围炎症、水肿，从而在进食时产生异物感。

（4）腹胀便秘：一些颈椎病患者因邻近的颈交感神经受到的损伤刺激会传到大脑，使有关的神经兴奋性增强，受其支配的内脏器官胃肠道蠕动减慢，因而导致腹胀便秘。

（5）心动过速：颈椎病引发心脏不适，主要是第4颈神经根受到颈椎骨质增生的刺激而产生。这与颈部位置的突然改变有关。还可引起心慌、胸闷、气短、呃逆等症状。

（6）隐袭发作，早中期易被忽视，晚期有致瘫危险。

（7）颈椎病是引起慢性五官科疾病的重要原因。

（8）90％以上有更年期综合征、自主神经功能紊乱的各种症状。

## 误区 26. 颈椎病不会引起头痛

许多中老年人后枕部经常出现疼痛，而且随着年龄的增大，疼痛越来越频繁，经过医生检查之后，大多数被诊断为颈椎病。颈椎病为什么会引起头痛呢？

目前临床研究发现，颈椎病引起的头痛主要有以下5个原因：①因颈椎病累及颈部肌群，引起颈部肌肉持久痉挛性收缩，导致肌肉的血流循环障碍,可游离出乳酸、5-羟色胺、缓激肽等致病物质而引起头痛。②颈椎病直接刺激、压迫或牵拉头部头痛敏感组织而引起头痛。③病变刺激、压迫或损伤第1、2、3对颈神经而引起头痛,尤以枕部为重,也可通过延髓或脊髓三叉神经核的反射作用,而使疼痛放射至头部。④病变可刺激或压迫椎动脉周围的交感神经丛或颈部其他交感神经,使椎-基底动脉系统或颅内外动脉舒缩障碍而产生头痛。⑤椎动脉型颈椎病患者,因病变直接累及椎动脉,使椎-基底动脉系统供血不足而产生头痛。

## 误区 27. 颈椎病不会引起视力障碍

许多患者在未发现颈椎病或在颈椎病的早期,常无明显原因出现视力障碍问题,造成常见的视力模糊、视力下降、眼睛胀痛、眼睑疲劳、睁眼无力、怕光流泪、眼前冒金星等,而且可以造成视野缩小、视力锐减,甚至失明等,特别看书写字或低头工作时加重,同时发现眼裂增大,一侧颜面部出汗较多,常在眼科就诊,诊断各种各样,如"老花眼"、"眼底病"等等,眼科检查也常查不出明显的病因,而按颈椎病治疗则视力很快改善。

其实,许多原因都可引起视力障碍,而颈椎病性眼病则是自主神经功能紊乱和椎-基底动脉供血不足所引起的。对于这样的眼病,不将颈椎病治好,单纯从眼科方面着手,是无济于事的。

## 误区 28. 颈椎病不会出现心慌胸闷

颈椎病中有一种特殊类型叫交感型颈椎病,临床上表现为交感神经功能紊乱,一部分交感型颈椎病以心脏症状为主,常有心前区疼痛、胸闷、心慌、心跳快慢不一、血压不稳等症状,因此常常被误诊为冠心病,长期得不到正确的治疗,还有些患者长期被误认为无病呻吟,被家人和同事误解,精神上十分痛苦。

同时,颈椎的退行性改变或小关节的错位,可经一系列影响最终使心脏的供血血管——冠状动脉痉挛,产生心肌缺血,出现胸闷、心慌、心前区疼痛、心律失常等症状,临床上称之为"颈心综合征";如症状以心绞痛为主,又叫"颈性心绞痛"。

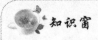

**鉴别诊断**

颈椎病引发的心慌、心律失常等症状发生时没有心血管病引起的症状那么强烈,常表现为心脏的前部持续、长时间的疼痛,有的老年人甚至可能连续疼上好几天,还可能伴有一些颈椎病的症状,如脖子酸、肩膀痛等。

## 误区 29. 颈椎病不会发生手指发麻

临床上,不少患者以手指发麻的症状就诊,常常被怀疑是脑血管疾病,但经过详细的检查发现根源却是颈椎病。

颈椎病患者的手指麻木有一定的特征性,或桡侧,或尺侧,或5个手指;有时不仅指尖发麻,感觉迟钝,甚至累及前臂、上臂,同时伴有握力下降。那么此病患者手指发麻到底是怎么回事呢?

由于颈椎病患者的一系列病理变化如椎间盘突出或脱出、椎体后外侧关节突关节骨质增生,以及关节松动与移位,均可对脊神经根造成刺激、牵拉和压迫,导致脊神经根和周围组织的反应性水肿,脊神经根管狭窄及粘连,产生手指麻木症状,由于累及部位不同,产生麻木的部位也不相同。如颈6脊神经根受累时,往往是前臂桡侧及拇指麻木;若颈7脊神经根受累时,则可使小指、无名指有麻木感。从解剖学观点来看,感觉障碍,在神经根型颈椎病患者中,常常是与肌力的异常并存,即手指麻木合并握力下降。只是因为感觉神经纤维的敏感性较高,在症状上手指麻木表现较早而尤其明显。

颈椎间盘后侧突出也可压迫或刺激颈神经根,使肩、臂、手有放射痛的感觉障碍。颈椎病症状主要为手麻、感觉异样,同时也可出现手指活动欠佳、精细动作困难。仰头、咳嗽、喷嚏时可加重疼痛麻木,在肩胛间区、肩胛区、肩顶、颈部上段则有感应痛。

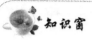

**知识窗**

### 颈椎病的查体

检查时可见颈椎前凸消失,横突和棘突有压痛,有些患者同时有前手部的放射痛;颈肩部肌肉,可有活动受限;患肢的前臂、手有感觉障碍,肌力减弱,可有腱反射改变;臂丛神经牵拉试验阳性和椎间孔压缩试验阴性。

## 误区 30. 颈椎病不会出现胃部不适

长期伏案工作的中青年人有时会出现胃部不适、恶心呕吐、四肢麻木等症状,被当做胃病、冠心病等疾病治疗却没有明显效果,这很可能就是颈椎病在作怪。出现上述情况时要考虑颈椎病的可能,医学上叫"颈胃综合征"。

当交感神经兴奋时,胃肠分泌和蠕动受到抑制,出现口干舌燥、不思饮食、腹胀不适、打嗝嗳气、上腹隐痛,甚至恶心、呕吐等一系列症状;副交感神经兴奋性增高时,就会出现食欲增强、灼热烧心、反酸嗳气、饥饿时疼痛、进食后缓解等类似溃疡病的症状。

## 误区 31. 颈椎病不会引起腿部疼痛

脊髓型颈椎病是指颈椎间盘向后突出、椎体后缘骨刺、黄韧带肥厚、椎管狭窄、椎体滑移等原因对脊髓的直接压迫,或者由于交感神经的刺激,导致脊髓血管痉挛等因素造成脊髓变性坏死,并由此引起的以肢体功能障碍为特点的症候群。脊髓型颈椎病分为中央型和周围型两种,中央型的发病从上肢开始,向下肢发展;周围型的发病是从下肢开始,向上肢发展。因此不难看出,脊髓型颈椎病中的周围型是引起腿痛的根本原因。因其脊髓双侧受压,故其临床表现主要是缓慢进行性双下肢麻木、发冷、疼痛和走路不稳、步态笨拙、发抖、无力等。

## 误区 32. 颈椎病不会引起中风

颈椎病可引起中风是肯定的。这是由于颈椎的解剖、生理和病理特点所决定的。

一方面,颈椎病会刺激在颈椎横突孔中穿行的椎动脉,使之痉挛,收缩或扭曲变形,造成脑部供血不足。另一方面,颈椎病发生骨质增生,压迫椎动脉,引起椎动脉狭窄或痉挛,同样会造成脑供血不足。颈椎病还多发生于中老年人,而中老年人又多伴有脑动脉硬化,这样脑血流速度会再次变慢,易形成血栓,发生中风。

所以,颈椎病患者应注意,头部转动要缓慢,枕头宜低,不宜过硬,以减轻增生的椎体对椎动脉的压迫,减少中风的发生。

## 误区 33. 颈椎病不会引起瘫痪及大小便障碍

由于颈椎病变造成脊髓、神经根、血管等处的刺激和压迫,某些病程较长的神经根型颈椎病可以出现一侧或双侧上肢瘫痪;脊髓型颈椎病也可以出现单侧或双侧下肢瘫痪或大小便障碍。

这些症状是很严重的,但仅发生于某些病例,不是每例颈椎病患者都会发生瘫痪。只有少数患者,由于突然发生的颈部外伤,或治疗不及时,病变不断发展,才会出现上述表现。所以,对此既不能掉以轻心,也不必过分担心和忧虑。

**颈椎病的检查诊断误区**

**误区 34. 颈椎病无法自我检测**

　　凡是有以下症状其中一两条者,即表明患有颈椎病的可能。明确诊断,还需要作进一步检查。

　　(1)单纯性颈部不适,颈部置于任何位置都有一种不舒服感觉(可能为颈型)。

　　(2)不明原因的上肢麻木,尤其是指尖明显者(可能为脊神经根型)。

　　(3)手指有放射性疼痛者(可能为脊神经型)。

　　(4)后颈部疼痛,用手向上牵引头颈可减轻,而向下加压则加重者(大多为颈型颈椎病)。

　　(5)闭眼时,向左右旋转头颈,引发偏头痛或眩晕者(大多为椎动脉颈椎病)。

　　(6)颈部疼痛的同时,伴有上肢或(与)下肢肌肉疼痛者(大多为脊髓型颈椎病或是合并颈椎椎管狭窄症)。

　　(7)低头时,突然引发全身麻木或有"过电"样感觉者(大多为脊髓型颈椎病,尤其是合并有严重颈椎椎管狭窄症者)。

　　(8)身上有束带感,即好像身上被布带缠绕一样(可能为脊髓型)。

　　(9)走路时突然跪下,或是行走时腿部有"打漂"的感觉(可能为脊髓型)。

　　(10)手中持物突然落下(可能为脊髓型)。

　　(11)心电图正常的"心脏病"、内科检查不出异常的"胃病"(可能为椎动脉型)。

(12)伴有颈痛的吞咽困难(可能为吞咽困难型)。

## 误区 35. 颈椎病无法通过自我检测来分型

颈椎病是可以通过自我检测进行初步分型的。

(1)颈项颈椎病(15%):①颈项疼痛不适;②经常落枕;③颈项部广泛压痛;④颈椎活动受限;⑤X线片能见到颈椎变直或无明显改变。

(2)神经根型(60%):①颈背强痛,活动受限;②一侧或双侧上肢麻木疼痛(放射性);③患肢握力下降,手指活动不灵活;④或伴有头昏、头痛、眩晕;⑤病变有棘突及椎旁等处压痛;⑥头顶加压试验阳性;⑦臂上神经牵拉试验阳性;⑧X线片检查,钩椎关节变窄,椎间有障碍。

(3)脊髓型(10%):①下肢沉重、步态不稳;②上肢颤抖、捧物困难、感觉障碍;③大小便由困难到失禁;④腱反射亢进;⑤肢体瘫痪(多为痉挛型);⑥可出现病理反射。

(4)椎动脉型(15%):①颈背强痛、活动受限;②头痛、头晕,甚至猝倒;③耳鸣、耳聋、视物不清或肢体麻木;④颈椎棘突压痛;⑤头顶加压试验阳性;⑥颈动脉扭曲试验阳性;⑦X线片检查排除神经根型颈椎病;⑧脑血流图颈动脉供血不足。

## 误区 36. 影像学检查不是主要检查手段

患者在确诊颈椎病时,最常涉及的检查就是 X 线、CT 及 MRI,它们都属于影像学检查的范畴。

(1)X线。X线简单、便宜,在脊柱疾病的临床诊断及治疗的指导上有特殊意义,是最基本、最重要的颈椎病检查手段。其中最常用的是颈椎的正位片和侧位片,一般情况下通过这两种体位的 X 线片就可以对颈椎病做出初步诊断,即可以大致了解被检查者颈椎的生理曲度,有无骨质增生及椎间隙有无狭窄。有时还可以拍过屈过伸

侧位，

(2)CT。CT可以确切地判定椎体与椎管矢状径的大小；有利于判定骨刺的大小与部位；可以观测后纵韧带钙化的范围（长度与宽度）；可以观测脊髓在椎管内的位置、形态及其与周围的关系，尤其是与致压物之间的距离和关系；可除外及判定骨质本身的破坏性病变，如同时配合脊髓造影则更为清晰。但仍不能代替临床及X线。本项检查常用于诊断颈椎管狭窄症、颈椎间盘突出症、颈椎骨折或脱位及颈椎管内肿瘤等。

(3)MRI。MRI在脊椎疾病的诊断方面占有明确的优势，其分辨力强，能区别出小于0.5mm的病变。通过多平面的观察，大概可以对病变区形成一个立体的印象，为临床治疗，特别为外科学的手术治疗创造了有利的条件。常用于详细观察椎间盘、脊髓、神经根、韧带及椎管等处的具体情况，如韧带骨化、椎管狭窄等。

当发生与其他疾病鉴别困难，或为了更清楚地明确脊髓、神经根的受压情况，或为了确定手术方式、手术的节段范围时，可以再做CT或MRI检查。

**知识窗**

### 颈椎病的特殊检查

椎-基底动脉多普勒：用于检测椎动脉血流的情况，也可以观察椎动脉的走向，对于眩晕为主要症状的患者来说鉴别价值较高。

肌电图：适用于以肌肉无力为主要表现的患者，主要用途为明确病变神经的定位，与侧索硬化、神经变性等神经内科疾病相鉴别，但对检查条件要求较苛刻，常常会出现假阳性结果。

## 误区 37. 颈椎病无诊断原则

诊断颈椎病有 4 条原则：

(1)病史和症状：中年以上,有慢性发作性颈僵伴有肩臂麻木、疼痛,或有头晕、头昏、耳鸣、视雾、猝倒,或有下肢麻木、沉重无力及震颤、瘫痪,或有肢端发凉、紫绀等。

(2)体征：有颈丛、臂丛神经根受到刺激、压迫表现,或椎动脉、脊前动脉受到刺激、压迫表现,或有颈脊髓受到刺激、压迫表现,或有颈交感神经受到刺激、压迫表现。

(3)X 线检查：可有颈椎生理前凸消失或后突、椎间隙狭窄、椎体缘或钩突骨赘形成、项韧带钙化等表现。

(4)化验及其他特殊检查：三大常规、血沉、抗"O"一般正常,类风湿因子阴性,脑血流图可见左右椎动脉不对称,尤其在转动颈部时,患侧可出现波幅明显下降,脊髓造影可见颈段不全或完全性梗阻等。

临床上若排除了其他器质性疾病,且上述四项中有三项症状者即可确诊,有两项症状者为可疑,但前三项内有两项症状明显者亦可确诊。

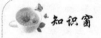

### 知识窗

### 颈椎病的最新诊断标准

(1)临床表现与影像学所见相符合者,可以确诊。

(2)具有典型颈椎病临床表现,而影像学所见正常者,应注意除外其他病患后方可诊断颈椎病。

(3)仅有影像学表现异常,而无颈椎病临床症状者,不应诊断颈椎病。

## 误区 38. 颈椎病无需分型诊断

（1）颈型：①主诉头、颈、肩疼痛等异常感觉，并伴有相应的压痛点。②X线示颈椎曲度改变或椎间关节不稳等。③应除外颈部其他疾患（落枕、肩周炎、风湿性肌纤维组织炎、神经衰弱及其他非椎间盘退行性变所致的肩颈部疼痛）。

（2）神经根型：①具有较典型的根性症状（麻木、疼痛），且范围与颈脊神经所支配的区域相一致。②压头试验或臂丛牵拉试验阳性。③影像学所见与临床表现相符合。④痛点封闭无显效（诊断明确者可不做此试验）。⑤排除颈椎外病变（胸廓出口综合征、网球肘、腕管综合征、肘管综合征、肩周炎、肱二头肌腱鞘炎等）所致以上肢疼痛为主的疾患。

（3）脊髓型：①临床上出现颈脊强直损害的表现。②X线片上显示椎体后缘骨质增生、椎管狭窄。影像学证实存在脊髓压迫。③除外肌萎缩性侧索硬化症、脊髓肿瘤、脊髓损伤、继发性粘连性蛛网膜炎、多发性末梢神经炎。

（4）椎动脉型：关于本型的诊断目前还有待于研究。①曾有猝倒发作，并伴有颈性眩晕症状。②旋颈试验阳性。③X线片显示节段性不稳定或枢椎关节骨质增生。④多伴有交感症状。⑤除外眼源性、耳源性眩晕。⑥除外椎动脉Ⅰ段（进入颈6横突孔以前的椎动脉段）和椎动脉Ⅲ段（出颈椎进入颅内以前的椎动脉段）受压所引起的基底动脉供血不全。⑦手术前需行椎动脉造影或数字减影椎动脉造影（DSA）。

（5）交感神经型：临床表现为头晕、眼花、耳鸣、手麻、心动过速、心前区疼痛等一系列交感神经症状，X线片有失稳或退变，椎动脉造影阴性。

（6）其他型：颈椎椎体前鸟嘴样增生压迫食管引起吞咽困难（经食管钡剂检查证实）等。

## 误区 39. 颈椎病不容易误诊误治

当颈椎病发生时,如果突出的椎间盘或骨赘压迫邻近的骨髓、神经根、血管,则会出现相应的症状和体征。而这些症状则与许多疾病十分相似,例如颈段脊髓肿瘤、神经根炎、肩周炎、动脉硬化等。

也许有人会说,上述压迫症状再加上颈椎 X 线片特征便是主观、客观证据俱全,诊断还有疑问吗?其实,上了年纪的人,颈椎间盘变性、椎体增生,甚至椎体排列紊乱是司空见惯的现象。骨科医生在实践中发现,即使颈椎关节严重紊乱,也可无任何不适。所以,上述压迫症状与颈椎 X 线片上的征象并不存在必然的因果关系,如果人为地把它们联系起来解释病人的现象,自然会得出错误的诊断。

需要与颈椎病鉴别的疾病主要有:①落枕、肩周炎、风湿性肌纤维组织炎、神经衰弱及其他非椎间盘退行性变所致的肩颈部疼痛性疾病与颈型颈椎病相鉴别。②神经根型颈椎病:与胸廓出口综合征、网球肘、腕管综合征、肘管综合征、肩周炎、肱二头肌腱鞘炎等所致以上肢疼痛为主的疾患与神经根型颈椎病相鉴别。③肌萎缩性脊髓侧索硬化症、脊髓肿瘤、脊髓损伤、继发性粘连性蛛网膜炎、多发性末梢神经炎与脊髓型颈椎病相鉴别。④眼源性、耳源性眩晕,椎动脉 Ⅰ 段(进入颈 6 横突孔以前的椎动脉段)和椎动脉 Ⅲ 段(出颈椎进入颅内以前的椎动脉段)受压所引起的基底动脉供血不全与椎动脉型颈椎病相鉴别。

## 误区 40. 将颈部症状归因于颈椎病

"颈部有病就是颈椎病",如颈项、颈肩、颈背部出现疼痛、酸胀等不适,或头晕、头痛就认为得颈椎病了,这是多数患者对颈椎病的理解,在不少的专业医生中也有这种认识。如果颈部的症状不是由于退行性改变影响了脊髓、神经根、椎动脉、交感神经,就不能诊断颈椎病。所以正确理解颈椎病的定义非常关键。

颈部的多数症状应该归因于颈项劳损、颈肌筋膜炎、棘上韧带炎、骨性关节炎等，少见的情况包括强直性脊柱炎、类风湿性关节炎、椎间盘炎，比较严重的情况包括结核、化脓性感染和肿瘤等。

**引起颈部疼痛的原因**

①睡眠时头颈姿势不当。②颈部外伤。③颈部受风凉。④风湿性疾病，如肌筋膜炎、类风湿性关节炎等等，多不剧痛。⑤感染性疾病，如颈部痈肿、化脓性病灶、结核性病灶等，多有肿胀，甚至有脓液排出。⑥颈椎管狭窄症。⑦其他症状，如后纵韧带骨化症、黄韧带肥厚症及椎体间不稳。

## 误区 41. 胡乱给自己扣上"颈椎病"的帽子

目前社会上存在着一大批所谓的"颈椎病"患者，其中很多人就是以某一个症状给自己下了诊断，比如最常见的就是颈部疼痛，只要是颈部疼痛，就说自己是患了颈椎病；还有一些症状如头晕、颈部僵硬、上肢发麻等，也被认为是颈椎病。这些症状都有可能是颈椎病的表现，但决不能片面地将某一个症状与颈椎病等同起来。这些人一旦发现自己得了所谓的"颈椎病"后，精神上就表现出巨大的压力，主要是认为自己最终有可能瘫痪，结果表现出精神萎靡，对一切事情失去了以往的热情；情绪不稳，很容易为一件小事生气（以前没有过）；神经衰弱，晚上不容易入睡，经常失眠，最终导致全身各脏腑功能紊乱，容易导致其他病变发生。

其实颈椎病并不是那么可怕。临床上有很多所谓"颈椎病"者，经过医生检查后，发现其中相当一部分人就不是患了颈椎病，有的症状是由肩周炎引起的,还有的是如颈肋综合征、肱二头肌腱炎、网球肘、腕管综合征等引起的;另有一些人是由内科疾病引起的,如高血压、美尼尔氏综合征等。因此,我们从临床诊断上就可以排除一批所谓的"颈椎病"。

## 误区 42. 将"肩周炎"与"颈椎病"混淆

肩关节周围炎简称肩周炎,是老年人的多发病,因多在 50 岁前后发病,故称"五十肩"。发病初期常见肩关节活动度变小,肩膀周围疼痛。过去认为肩周炎是由肩关节的外伤、劳损或老年人关节老化而引起的肩关节周围组织的炎症,近年在脊椎相关疾病研究中,医学家发现老年性肩周炎实际上是一种特殊类型的颈椎病。

老年性肩周炎是第 4 节颈椎与第 1 节胸椎之间的"侧摆式"或"旋转式"的关节错位,因此很少有颈部疼痛及活动不灵活的症状,而肩部症状反而重,故极易被误诊为"肩关节周围"组织的疾病。特征有颈椎关节(钩椎关节)出现细小条索,并有压痛。在 X 线片上也可看到颈椎"队列"呈"侧摆"或"旋转"状态。

治疗肩周炎,不应只对肩关节局部进行治疗,而应该对颈椎进行治疗。即在牵引下作"理脊"手法,矫正变了形的颈椎"队列",并用颈枕维持之。同时可配合肩部的物理治疗和病肩运动,如此"标本兼治",疗效立竿见影。

## 误区 43. 肩臂疼痛都是颈椎病

肩臂疼痛泛指肩胛带及上臂甚至整个上肢疼痛,是人体疼痛的多发地带。其病种繁多,病因各异,如果不熟悉肩臂疼痛的病理解剖基础、分布范围及演变规律,就会抓不住本质,如雾里看花,往往导致误诊误治。那么,有哪些疾病可以引起肩臂疼痛呢?

(1)颈椎病:除颈部疼痛外,还可出现一侧或双侧肩部、肩胛骨周围、上臂或全上肢及背部的各种症状,其疼痛多沿肩臂部向拇指、食指、中指放射。

(2)急性颈神经根炎:多见于伏案工作或长期低头劳作的青壮年。起病较急,疼痛剧烈,且以剧烈神经根性疼痛为主要症状,其疼痛沿神经放射至肩、臂及手指,并可伴有触电样串麻感。急性期过后将长时间出现患肢麻木、颈臂疼痛、感觉异常和肌肉萎缩、肌力减低等症状。急性发作时其痛苦之剧烈令患者不堪忍受,止痛药无济于事。

(3)颈髓肿瘤:起病较慢,表现为一侧根性剧烈疼痛,而后出现脊髓受压症状,导致椎管梗阻,X线片可见病变处椎间孔扩大、骨质破坏征象,MRI可确诊,必要时可做碘油造影。

(4)脊髓空洞症:多见于青年,发展缓慢,常有节段型分离性感觉障碍,即痛觉和温觉消失而触觉存在,可有手臂肌萎缩及营养障碍。

(5)脊蛛网膜炎:肩臂疼痛可为双侧性,病程长,常在波动中加重。腰椎穿刺可有梗阻,碘油造影呈烛泪状滞留。

(6)颈性肩周炎:系因颈椎退变压迫刺激脊神经根,引起肩痛和肩肌痉挛,导致肩关节粘连和活动障碍。

## 误区 44. 颈部活动时产生弹响就是颈椎病

有些年轻人转头时颈椎经常发出响声,就认为自己得了颈椎病。转头时之所以颈椎会发出"咔咔"的响声,主要是因为颈部的韧带和骨骼发生摩擦所致,并非是真正意义上的颈椎病。事实上,颈椎病仍然是中老年人的常见病,年轻人患病的比率不高,但年轻时不良生活习惯和长期伏案工作确实会增加将来患病的可能。

颈部活动为什么偶尔发出响声呢?一种情况可能是在颈部做旋转活动时,椎体周围的软组织如肌腱、韧带、关节囊滑过椎体骨骼各部位时发出的声音;另一种情况可能是当颈部做旋转活动时,一侧的小关节张开,这样会导致这一小关节腔内负压形成,从而使溶解在周围组织液中的气体进入到小关节腔,当颈部反向旋转时,原来张开的小关节腔又闭合,将进入的气体又挤压出关节腔,这时也会产生一个弹响。当然,还有一些病理情况下也会出现弹响,如颈韧带钙化等。

转动颈部时,发出"咔咔"响声这完全是正常现象,并非颈椎病所致,所以没必要担心。根据研究资料统计,颈椎病高发人群目前为止,还是以老年人为主,年轻人发作颈椎病的概率虽说在不断提高,但人数却不多。一般来说,如果年轻人颈部偶尔发出响声,不用紧张。如果 40 岁以上的人出现上述症状,就要仔细检查了,因为随着年龄的增加,颈部韧带会出现钙化,导致颈部转动时发出响声。

## 误区 45. 颈椎曲度变直就是颈椎病

正常的颈椎有一定的生理前屈,曲度变直意味着颈部的曲度不是正常的生理状态,出现这种情况的原因比较多,比如在肌肉劳损的时候由于肌肉痉挛造成了生理曲度变直,颈椎病也可以造成曲度变直。出现了颈椎曲度变直,且不可盲目地自我诊断为颈椎病,而需要经过检查排除造成颈椎曲度改变的其他原因。

## 误区 46. 颈肌劳损就是颈椎病

颈肩肌劳损多因劳动或工作时姿势不正确,使肌肉、韧带、筋膜、关节囊等软组织长期处于紧张状态;还可由长期的超负荷搬、提、扛、抬等活动引起;还可能与个体解剖结构上的差异、体质、内分泌等因素有关。少数人由于肩部、颈部软组织急性损伤后,未能彻底治愈而出现迟发症状。

临床检查患者颈椎的运动,如低头、后仰、头部左转或右转均无明显受限;无前弯、侧凸畸形,上肢皮肤感觉及肌腱反射均正常;椎间孔压缩实验、臂丛牵拉试验、颈静脉压迫试验均阴性;颈椎 X 线片无骨关节异常发现。在颈椎旁的肌肉,尤其在第 6、7 颈椎或第 1 至 3

胸椎棘突两旁有条索状压痛点,这就可确诊为颈肩肌劳损。

## 误区 47. 颈椎骨质增生就是颈椎病

门诊中常见患者因 X 线片或 MRI 片上提示有轻度的骨质增生,就认为自己得了颈椎病。实际不然。

颈椎病的诊断至少要包括颈椎退变、造成压迫并引起相应症状三个要素,三者缺一不可。单纯影像学的骨质增生不能给患者戴上"颈椎病"的帽子,只能称为颈椎退变。国外的一组研究资料发现,60岁以上的人群中,50%以上的人颈椎拍片可以发现有骨质增生,但并不是所有的这些患者都可诊断为颈椎病,而且其中有一部分人可有很严重的骨质增生,但却没有任何临床症状。

随着年龄的增长,颈椎椎间盘就会出现不同程度的退变,纤维环松弛,颈椎椎体间不稳,环状纤维牵拉椎体边缘骨膜,致骨膜下出血、血肿、钙化,即我们通常所说的骨质增生。应该说它的形成是一种人体组织的生理性退变,它的出现是试图增大椎体间的接触面积,以增加椎体关节的稳定性。

## 误区 48. 颈椎长有骨刺就是颈椎病

颈椎长有骨刺并不等于颈椎病。颈椎长骨刺,只是一种正常生理退变征象。如果给 40 岁以上的人群拍颈椎 X 线片,会发现许多人都有不同程度的骨质增生。这是因为随着年龄的增长,颈椎之间的椎间盘会出现不同程度的退变,纤维环变得松弛而使颈椎之间变得不稳,致使环状纤维长期牵拉椎体边缘骨膜,引起骨膜下微出血,渐渐导致血肿钙化,这就是我们平常说的骨刺。

许多人有严重的骨刺而无任何症状,所以不能仅凭 X 线片上有骨刺就判断是颈椎病。因为颈椎病是一种比较复杂的临床综合病征,要为颈椎病下诊断,既要看 X 线片上的异常变化,更要根据颈椎部位的病理变化引起的神经和椎动脉等处受到刺激或压迫所出现的相应的临床症状,进行综合分析后方可下结论。还有一点值得注意的是,长了骨刺是化不掉的,千万不要听信街头广告和游医的信口雌黄。

## 误区 49. 反复落枕不一定就是颈椎病

常有人一觉醒来发现落枕了,颈部疼痛、僵硬,颈部活动受限,向患侧转头时则疼痛加剧,转头时,常和身体一同转动。对此,多数人就是按摩一下,或贴块膏药,认为这仅仅是落枕了,又不是颈椎病,所以不会特别在意。但应注意的是经常反复落枕可能与颈椎病有关,应该有所警惕。

随着年龄的增长,颈椎间的韧带、关节囊和筋膜都会出现松弛,如果再加上睡眠姿势不良、枕头高度及软硬程度不适当,就会导致落枕。偶尔落枕做适当的颈部运动就会使症状消失,但反复落枕则有可能发展成颈椎病。这是因为颈部某一肌肉群经常处于过度偏转状态,颈部的小关节就会错位,颈部肌肉和韧带也会出现痉挛。这种现象严重时会感到颈椎剧烈疼痛,有时这种疼痛还会放射到肩胛等部位。中老年人若反复落枕,且没有进行有效的治疗,便可能会逐步引起骨结构的改变,进而形成颈椎病。

## 误区 50. 眩晕就是颈椎病发作

有些人认为发生眩晕就是犯了颈椎病。事实上,在神经内科医生、耳鼻喉科医生和骨科医生之间,围绕眩晕的"官司"也常常是打不清的,更不用说患者自己了。

在医学上,眩晕是多个系统发生病变时所引起的主观感觉障碍。患者感到周围景物向一定方向转动或自身的天旋地转,称为旋转性眩晕或真性眩晕;如患者只有头昏、头重脚轻感而无旋转感,则统称为眩晕。会出现眩晕症状的疾病种类繁多。而所谓"颈性眩晕"则是指由于某些病因引起椎动脉供血不足的一类中枢性眩晕,颈椎病只是其中较为常见的一种病因,隶属于椎-基底动脉供血不足类疾病。引起椎-基底动脉供血不足的原因,常有六大类:①动脉粥样硬化。②椎动脉供血不足,如椎动脉型颈椎病。③基底动脉的舒缩功能发生障碍,如基底动脉型偏头痛。④椎-基底动脉的畸形或发育异常。⑤锁骨下动脉窃血综合征。⑥动脉内膜炎、多发性大动脉炎、颈动脉炎、结缔组织病等。

可见,引起眩晕的病因很多,决非颈椎病一种,而颈椎病中也只有椎动脉型和交感神经型者才会出现眩晕。

**知识窗**

**眩晕的常见原因**

眩晕的常见原因主要有高血压、低血压、自主神经系统功能紊乱、脑血管供血不足或脑动脉硬化、迷路炎、内耳动脉栓塞、美尼尔氏综合征、某些眼病、心脏疾病、脑部占位性病变、某些类型的颈椎病、神经内科的某些疾病、心理障碍等。

## 误区 51. 肢体麻木就是颈椎病

肢体麻木不一定是颈椎病。

例如,33 岁的小王,因肢体麻木到医院检查,颈椎 MRI 报告为:颈椎间盘退变,轻度压迫硬膜囊,颈椎病。然后就一直进行颈椎牵引等保守治疗方法多年,但并无明显好转。这样脊髓无受压的患者,伴有麻木就轻易地诊断为颈椎病是不恰当的。最后经过医生的仔细排查,最终诊断为神经内科疾病,给予相应的药物治疗后,症状明显好转。所以诊断颈椎病之前,必须排除其他神经内科疾病方可。否则容易误诊。

　　门诊同样也经常遇到一些中年妇女,双手麻木,夜间加重,同样被诊断为"颈椎病"进行治疗。其实,这些患者有些是周围神经卡压综合征,有些则是腕管综合征。

# 颈椎病的常规治疗误区

## 误区52. 姑息迁就，得过且过

颈椎病是常见病、多发病，却常得不到重视，人们把颈椎的不适感看作"小病小灾"，不预防，也不治疗，姑息迁就，得过且过。其实这时候颈椎已经开始发生病变。

颈椎病不可忽视，得了颈椎病，轻则颈肩项部疼痛、活动受限，当增生物压迫神经就会四肢麻木、剧痛，进而引发头部、眼部、心脏、血管等一系列组织器官的并发症；当增生物挤压动脉或者脊髓，就会造成大脑供血不足，肢体功能运动障碍，肌肉萎缩，引起昏厥、中风等严重后果。因此，平时我们一定要注意颈椎的保护，如果得了颈椎病一定要及早就医。

## 误区53. 不就医，只买药

有些颈椎病患病，病痛来临时，只感受到病症的表象就自行医治，去药店买一些膏药贴一贴，或买一些药品来吃。这是不可取的。药膏及口服中药，虽然暂时能缓解劳累或外受风寒引起的腰颈椎疼痛，但对颈椎病及颈椎间盘突出症状较重的患者却很难奏效，且极易造成骨质疏松、骨中钙成分流失，还可致消化道溃疡、出血、股骨头坏死。

## 误区54. 不舍得花钱治疗

有些人图省事，为了节省医药费，生了病也不治，觉得熬一熬就过去了,这种做法很不理智。小病拖成大病,痛苦自己,拖累家人。很多颈椎病患者是被家人推着轮椅送进医院的,这个时候患者才感慨:早知道,早点到医院来治疗了,早期治疗,好治,花钱还少,拖到最后搅扰家人也无法安心工作!

所以早发现、早诊断、早治疗始终是疾病防治的核心理念!

## 误区 55. 骨质增生是不可治的

颈椎病早期表现为颈椎间盘变性,曲度变直或反曲,后期会出现骨质增生。椎体前缘的骨赘增生一般不会引起症状,后缘的增生骨赘可压迫脊髓,侧方的钩椎关节的增生骨赘可从前向后突入椎间孔压迫神经根及椎动脉。脊髓及神经根受压后,开始为功能上的改变,如不及时减轻压力,逐渐会产生不可逆的变化。骨质增生的本质是运动而致创伤、炎症水肿,所以治疗炎症水肿的药物对增生的治疗有效,而如果非手术治疗无效,则应及时进行手术治疗。如果手术固定了此一病变节段的椎间盘,则此处永远也不会有增生了。

## 误区 56. "小病大治"盲目治疗

由于颈部解剖结构复杂,颈椎病的症状也呈现多样化,其中有5%左右的不典型患者容易和骨关节病、胃病、神经官能征、更年期综合征及冠心病、高血压等病相混淆,盲目治疗则隐藏着一定的危险性,所以患者必须选择正规医院就诊。有些患者,特别是一些轻度或早期患者因缺乏颈椎病防治知识,又求医心切,觉得多用药、用好药就能迅速治愈,常常是中药、西药多种药联合应用,按摩、药物外敷、针灸一起上,造成"小病大治",过度治疗,结果适得其反,加重病情。

## 误区 57. 治疗颈椎病乱投医

有许多颈型颈椎病患者得了病以后不把它当回事儿,而治疗就更随心所欲了,自己乱吃止痛药不说,又觉得既然是肌肉疲劳,那就选择按摩,既放松肌肉,又舒服享受,其实这当中是有很大的隐患。

不找专科医生诊断治疗,延误治疗时机。而且有些土方含有毒性成分,会对人体产生不良反应,不正规的按摩会造成组织严重粘连,加大以后治疗的难度,甚至可能加重病情,导致截瘫。

所以一定要选择正规医院,在医生指导下进行各项治疗。

## 误区 58. 轻信药品销售商的广告宣传

有些药品销售商宣称通过口服或外敷某药可消除骨刺,这是毫无科学依据的,不可轻信。椎间盘蜕变导致颈椎失稳,引起一系列相关症状,但另一方面机体通过椎体骨质增生(骨刺)来增加椎间的接触面积,达到稳定代偿。从这种意义上说,骨刺的出现对机体是一种保护性反应,这也是医生对多数颈椎病患者首选保守治疗的依据。

## 误区 59. 治疗颈椎病只能看骨科

颈椎病治疗提倡中西医结合,需把骨科、康复科、神经科、中医科、物理疗法科等多个科室的力量综合在一起,其中康复治疗则是治疗的重要手段。康复治疗的方法多种多样,目前临床大多采取综合的措施,并根据患者的实际情况,在治疗过程中给患者提出具体的预防措施。

防治颈椎病,还有许多方面需要完善,预防应重于治疗,多学科综合治疗才能获得满意的效果。

## 误区 60. 治疗颈椎病没有"三部曲"

颈椎病的治疗一般分三步。

(1)去除病因:即去除(引起颈椎病的)普通枕头,使用"颈枕"。

目前市面上出售的普通枕头都偏宽,日积月累会使椎间盘变性引发了颈椎病。因此治疗颈椎病首先必须用"颈枕"取代普通的(垫在头部)枕头睡眠,以恢复"颈曲",阻止或延缓椎间盘变性。

(2)拉开椎间隙:即把狭窄的椎间隙牵引开来,促使(突出的)椎间盘回缩;拉开狭窄的椎间孔,解除神经受压;恢复(被扭曲的)椎动脉,改善脑部血液供应;松弛颈部肌肉,缓解痉挛消除酸痛。"颈椎牵引"以卧床牵引为佳,能较好地控制牵引的方向、角度和重量。

(3)消除炎症:颈部神经因受到局部炎症的刺激而肿胀,产生疼痛。物理疗法和药物治疗,其目的都是缓解肌肉痉挛,增加血液供应,改善神经营养,消除局部炎症。

经过上述三步治疗,一般患者3~4天即可见效,1~2周即可消除症状。极个别严重病例才须手术治疗。

## 误区61. 治疗颈椎病不分类型

颈椎病各种类型所表现出来的症状有所不同,不同类型的颈椎病,治疗手段也是不同的。

(1)颈型:可采用牵引、物理疗法、推拿、西式手法、医疗体操、中草药等非手术疗法,一般均可见效。少数有残存症状者可用颈围保护等一级措施继续治疗,原则上不需手术。此外,采取一些加强防治措施,消除工作和日常生活中的诱发因素,如注意避免长期伏案工作的体位,睡眠采用合适的枕头,减少外伤,注意颈背部保暖等。此型患者预后一般较好,但若不注意避免诱发因素,则有可能加重病情或使病程延长。

(2)神经根型:主要采用牵引、推拿、物理疗法、医疗体操、药物等非手术疗法,其中采用牵引、医疗体操、推拿三者相结合的综合疗法效果较好。症状较严重者可辅以维生素 $B_1$、抗炎灵等药物或中草药治疗。手术仅用于经非手术治疗后上肢放射痛严重、肩臂部肌力减弱、明显肌萎缩等症状仍严重的患者。由单纯的颈椎不稳、椎间盘突出、钩椎关节增生早期所致的本型患者预后较好,但病程较长。髓核脱出形成粘连、根管处形成蛛网膜粘连时,易使症状残留而疗效欠佳。骨质增生广泛的患者预后较差。

(3)椎动脉型:可选择物理疗法、牵引、药物、颈围等方法,并可用抗凝疗法。在进行推拿、西式手法等治疗时,应避免幅度较大的旋转等手法,以防止牵扯、激惹椎间孔或椎管内窦脊神经,兴奋交感神经而引起眩晕、恶心等症状。一般此型的患者,尤其是因颈椎不稳等动力性因素所致的患者,可通过非手术疗法获得满意疗效。但有颈性眩晕或猝倒症状严重,非手术疗法治疗无效,并经椎动脉造影或血管数字减影检查症状严重,可考虑手术治疗。手术治疗效果一般较为满意。

(4)脊髓型:基本疗法仍为非手术疗法,特别是中央型(上肢型)患者。但应注意在治疗过程中密切观察病情变化。手法治疗仅适用于病程短、症状较轻的患者,但切忌粗暴的手法和不规范操作,原则上禁忌大重量的牵引、旋转等手法。可使用保护性颈围、减少颈部活动及用中草药活血等疗法。脊髓受压症状进行性加重,病程较长,经非手术治疗 2 个疗程以上没有明显改善,可考虑手术治疗。症状较严重的应及早进行手术。椎间盘突出或脱出造成脊髓受压或中央型的预后较好;骨性椎管狭窄、骨刺较大、脊髓受压时间较长接近完全变性的预后较差。

(5)食管压迫型:以非手术疗法为主,包括颈部制动、物理疗法、口服硫酸软骨素片、控制饮食、避免刺激性食物等各种对症疗法。伴有其他类型需要手术时,可在术中一并切除椎体前方骨刺。单纯的食管压迫型预后较好。

(6)混合型:基本上根据患者的主要症状,有重点、有目的地采用针对性方法进行治疗。预后一般较单一型差。

除脊髓型颈椎病外,其他类型的患者通过保守治疗(物理疗法、颈椎制动、药物)一段时间后,症状均可得到缓解。如果保守治疗无效或效果不佳,且病情呈进行性加重,建议做进一步的检查,并在医生的指导下进行有针对性的治疗。

## 误区 62. 颈椎病治疗期间没有注意事项

一旦有了颈部不适症状,切忌麻痹大意,首先要找专科医生确诊,避免延误诊断,诊断明确后,治疗期间还要注意以下三点:

(1)树立良好心态:颈椎病病程较长,患者应消除恐惧、悲观心理,同时也防止得过且过、消极治疗的态度。要有正确认识,树立战胜疾病的信心。

(2)加强颈部保护:可以避免不必要的损伤。患者无论是睡眠、休息,还是学习工作,都要时刻不忘颈椎保护。另外,加强颈肌锻炼,每日做颈部保健操,也是颈部的一种自我保护。

(3)适当注意休息:颈椎病急性发作或初次发作的患者,应注意休息,病情严重者要卧床2~3周。卧床休息能帮助颈部肌肉放松,减轻肌肉痉挛和头部重量对椎间盘的压力,有利于血管、神经等组织受压水肿的消退。但卧床时间不宜过长,以免发生肌肉萎缩、组织粘连、关节粘连等,阻碍颈椎病康复。

## 误区 63. 不了解颈椎病的规范疗法

规范的颈椎病治疗方法分为非手术治疗(保守治疗)与手术治疗两种。

保守治疗适合症状轻、可耐受的患者,对工作及生活影响不大;症状重,但拒绝手术者,也可采用保守疗法。大多数患者通过保守疗法可使病症减轻、好转。

(1)颈部外固定:用颈围或颈托固定颈椎,以减少颈椎负荷,限制颈椎运动,从而缓解颈部软组织的无菌性炎症,使病痛减退。颈围一般佩戴1~2周后起效,是一种安全、方便的治疗方法。

(2)牵引:对于颈部不适,肩背及手臂、手指麻痛等症状为主的病人,牵引是最好的治疗方法之一。目的是恢复椎间的正常关系,解除颈项部肌肉挛缩,减少颈部脊神经受压。

颈椎的轴向牵引可以限制颈椎活动,解除颈部肌肉痉挛,从而减少对椎间盘的压力;增大椎间隙和椎间孔,使神经根所受到的压迫和刺激得以缓解,有利于减轻神经根的充血、水肿,尤其对早期的神经根型颈椎病引起的颈部及上肢疼痛效果较好。

(3)按摩:尤其对颈型、神经根型早期疗效较好。目的是能缓解颈肩肌群的紧张及痉挛,松解椎间关节,恢复颈椎活动,缓解神经根及软组织粘连引起的症状,促进局部血液循环而收到舒筋活络,解痉镇痛的效果。但手法一定要轻柔,推拿后症状加重者应立即停止。不要随意旋扳颈部,且该方法必须进行必要的检查,经医生允许并由正规的按摩医师进行,盲目地进行按摩有时会引起严重后果。

(4)物理疗法:物理疗法可加速局部血液循环,促进组织新陈代谢,调节植物神经功能,缓解肌肉痉挛,增强肌肉张力,消除神经根水肿,延缓或减轻骨、关节和韧带的钙化及骨化过程,尤其对急性期患者是较为有效和常用的治疗方法。常见有离子导入疗法、中药电熨疗法、间动电流疗法、感应电疗法、超刺激疗法、高频电疗法、超声波疗法、石蜡疗法、红外线疗法、微波疗法、磁疗法、冷热敷等。

(5)药物治疗:药物在颈椎病的治疗中可起到多种作用,包括消炎镇痛、保护神经组织等。目前市场上治疗颈椎病的西药很多,服用药物必须在医生的指导下进行。

(6)颈椎病的中药治疗:主要是通过活血、促进炎性物质的吸收或抑制炎性反应达到治疗目的的,因而也有一定效果。

(7)颈部自我保护及锻炼:禁用高枕及枕颈部靠着阅读,避免颈部单一姿势持续时间太长,最好持续 0.5～1 小时就活动一下颈部。加强颈项部肌肉锻炼,目的是稳定颈椎,维持及恢复颈椎的正常生理曲度。

(8)温热敷:此种治疗可改善血循环,缓解肌肉痉挛,消除肿胀以减轻症状,有助于手法治疗后使患椎稳定。本法可用热毛巾和热水袋局部外敷,最好是用中药熏洗方来热敷。急性期患者疼痛症状较重时不宜作温热敷治疗。

(9)手术治疗:适用于临床症状严重,系统保守治疗无效,甚至逐渐加重者;因某种诱因使病症急剧加重者,应尽早手术治疗。当然,前提条件是患者的全身情况及各系统状况能够耐受手术。手术的目的是去除压迫,稳定颈椎。

手术有一定的危险性,术中或术后可能出现手术并发症,如脊髓神经损伤、伤口血肿、睡眠性窒息、植骨块脱落、植入物松动或折断、伤口感染等。

## 误区 64. 不了解可用于治疗颈椎病的药物

药物在颈椎病治疗中起辅助对症的作用。常用药物主要有:

(1)口服止痛药:其主要作用是减轻或解除疼痛,从而使紧张或痉挛的肌肉松弛,以减轻肌肉对局部病灶处的牵拉,有利于局部损伤病灶的修复。剧烈的疼痛不但给患者带来难以忍受的痛苦,影响休息,甚至可造成患者某些生理机能的紊乱,因而对这类患者在进行确定性治疗之前,也可先服用适当的镇痛药物。

口服止痛药必须按照三阶梯用药原则给药。第一阶梯的止痛药为解热、消炎止痛药,适用于轻度至中度疼痛患者的治疗,其代表药物为阿司匹林,替代药物有口服扶他林片剂(双氯芬酸钠)、凯扶兰(双氯芬酸钾)、意施丁(吲哚美辛控释片)、泰诺林(对乙酰氨基酚)、吲哚美辛、布洛芬、萘普生等。第二阶梯药物为阿片类镇痛药,代表药物为可待因、奇曼丁(盐酸曲马多缓释片)、双克因(酒石酸二氢可待因控释片)等。第三阶梯用药为强效阿片类镇痛药,代表药物为吗啡,主要适用于重度疼痛。

(2)局部外用药:主要有擦剂(如扶他林乳胶剂、创伤止痛乳、正骨水)、贴的膏药(如各种关节止痛膏、跌打镇痛膏、奇正消痛贴、巴斯特膏)及喷剂(如好得快等)。使用方法应该由自己或家人按压一下疼痛的部位,找出是否有压痛,只有在有压痛的部位使用外用药才会有消炎、消肿、止痛的效果。同时使用外用药的时候,如果加用局部的热敷、红外线照射等,可以增加外用药的吸收,加强疗效。

(3)解痉类药物:目的是解除肌肉痉挛,恢复颈肌平衡,缓解疼痛。常用的有氯唑沙宗片、妙纳等。氯唑沙宗片为中枢性肌肉松弛剂,作用于中枢神经系统的多突触通道而产生肌肉松弛效果。对治疗颈肩痛引起的肌肉痉挛有良好的效果。

(4)扩张血管药:扩张血管,改善脊髓的血液供应,有利于病变的恢复。常用的有地巴唑、西比林等。

(5)营养神经药:调节神经系统功能,帮助神经变性的恢复,常用的有维生素 $B_1$、$B_{12}$ 等。

(6)中药治疗:比较理想的活血、消炎、止痛中药。

(7)中成药制剂:常用的有颈复康、复方丹参片、跌打活血散、活血止痛散、跌打损伤丸、风湿痛药酒(风湿骨痛药酒)、活络止痛丸、木瓜酒、颈痛灵等。

(8)氨基葡萄糖类:近年来国内外还采用氨基葡萄糖类的药来延缓软骨的退变,补充关节软骨所需的生理活性物质,来预防或治疗颈椎病、腰椎间盘突出症等。国产的此类药有葡立胶囊。

**颈椎病不可滥服止痛药物**

颈肩疼痛时自己滥服止痛药往往会掩盖真实病情。因止痛药的使用,疼痛症状虽暂时缓解,但病根未除,膨出的颈椎间盘逐渐压迫脊髓,会造成肢体功能障碍,再重者可致瘫痪。因此用那些止痛药,这样下去只能是治标不治本,所以导致此类疾病的严重性,给人们带来了痛苦。

**误区 65. 颈椎病不适宜局部应用药物**

颈椎病的局部治疗常用：

（1）水针疗法："水针"是指将某些药物进行穴位注射或者痛点注射，是一种对症治疗措施，对消除疼痛、麻木、头晕、失眠等症状有很好效果，常与其他治疗方法配合使用。常用的药物有：0.25％～1.00％盐酸普鲁卡因加强的松龙混悬液，维生素 $B_1$、$B_{12}$ 5％葡萄糖注射液、50％～100％丹参注射液等。其中维生素 $B_1$、$B_{12}$ 适用于以麻木为主要症状的患者，而丹参注射液对疼痛及植物神经系统功能紊乱的患者有很好的疗效。

（2）外用止痛擦剂：此类药物局部应用对减轻因肌肉筋膜炎和肌肉劳损所引起的疼痛有良好效果。市售的成药有松节油和冬青油软膏及正骨水等。用时，将患处洗净并先行热敷，然后用手指蘸少许药液或药膏用力揉擦患处。

（3）外敷药及熏洗药：此法对消除肌肉酸痛也有一定功效。

**误区 66. 颈围对颈椎病没有作用**

在颈椎病患者的治疗中，常使用石膏、支架、颈围等，使颈椎获得一种稳定状态而达到治疗的目的。这就是所谓的颈部固定与制动。一般常用的为颈围。颈围的主要作用有：

（1）固定颈椎于适当的位置，改变不良体位，以保持正常体位。通过支撑作用使颈部肌肉得以休息，缓解肌肉痉挛，减轻局部疼痛。

（2）限制颈部过度活动以保持局部稳定，减少脊髓、神经根、血管及关节面之间的互相刺激、摩擦所产生的创伤性炎症反应，并促进其消散和吸收。

（3）缓解与改善椎间隙的压力状态，减少颈椎间盘的劳损、退变，有助于尽快康复，并可避免可能出现的外伤。

(4)纠正颈椎内外平衡失调,防止小关节紊乱、错位及脱位等,以保持颈椎序列及椎体间、关节间的稳定,加强颈部支撑作用。

(5)在施行手术前作为一种非手术治疗方式,为手术创造必要的条件,也为术后采取固定、制动措施作准备。术后则可减轻手术局部及邻近部位的创伤性反应,限制颈部活动以防止植骨块的压缩或脱出,促进骨融合和患部软组织愈合。

### 颈围适应证

①急性期神经根型或椎动脉型伴有严重神经根性疼痛或眩晕症状者;②外伤后颈椎病有较重的颈部、肩臂部症状者;③经手法治疗后患椎尚不够稳定者;④部分颈椎椎管明显狭窄的脊髓型及手术后患者;⑤对颈椎的其他疾病,如颈椎骨折、颈根滑脱、颈椎结核等,也可以采用颈围治疗。

## 误区 67. 不了解家庭颈围

家庭颈围制作方便,对材料一般无严格要求,可用硬纸板、泡沫塑料、硬塑料片、皮革、毛毡或其他类似物品。基本要求以柔软、透气、不怕水、并具有韧性的材料为佳。一般以硬纸板最为常用。按患者自身颈部的长短、粗细尺寸,剪成后宽前窄的长条形,长度大约是颈部周径再加 10 厘米,宽度可适当宽些,约为 10~14 厘米左右,颈后近枕部可弧形升高 1~2 厘米。裁剪试戴合适后,边缘以清洁的棉花衬垫,外面用纱套或绷带包裹,以舒适、不压迫颈部皮肤及透气为好。颈围两端用搭扣或系带等相连接。

患者戴用围领时,一般可使颈椎固定于稍为前屈的体位,这样可使患椎椎体向前复位。相应的椎管前后径及椎间孔横径稍为增大,多可减轻颈髓或神经根的刺激或压迫症状。

## 误区 68. 对颈托产生依赖

如同石膏固定是治疗骨折的标志一样,颈托可以说是治疗颈椎疾患的一个特征。使用颈托的唯一目的是使颈部伸屈、旋转活动受到一定的限制,使颈项部的肌肉得到放松,在一定程度上改善局部肌肉酸、胀、痛等症状。

大部分患者容易对颈托产生依赖,担心拿下来就会导致病情加重,因此觉得戴得越久越好,久而久之,颈项部的肌肉一直得不到充分运动,力量逐渐减弱,并且可能出现一定程度的失用性萎缩,难以维持颈椎的稳定性,反而会加重症状,甚至加速病情的发展。

## 误区 69. 颈椎牵引的方法无需分类

(1)按照牵引体位分类:可分为坐位、卧位和斜位牵引。坐位牵引一般适用于轻症和中度患者,使用较为简便,医院采用得较多,家庭也可以使用。

牵引方法为:枕颌带兜住患者头颅后,患者坐在凳子上,牵引绳绕过头顶上方的滑车,再经另一个滑车下垂牵引一定的重量进行牵引。卧位牵引方法为:患者卧床,头顶部床架上安装滑车,枕颌带兜住患者后枕和下颌后,牵引绳经头顶部滑车下垂牵引一定重量。卧位牵引的优点是,患者可充分休息,在睡眠时也可牵引,一般适用于24小时持续牵引的重症患者。斜位牵引方法是介于前两种体位之间,适合于伴有心功能不全的患者。另外,还有一种便携式的牵引方法,即利用一些简便的器材和充气颈围、支架对抗牵引器等进行牵引。

(2)按照牵引力不同来源分类:可分为自身体重、重锤和动力牵引。自身体重牵引通常是在斜位条件下由患者自身的重量来完成。

由沙袋等附加重量充当牵引力的称为重锤牵引。动力牵引是利用充气、电动装置等施加外在牵引力的方式来完成。电动牵引装置由电脑控制、根据不同要求设定多种牵引程序的较先进的方式。

(3)按照牵引重量大小分类:可分为轻重量、体重量和大重量牵引。轻重量牵引的重量一般为1.5~2.0千克,多用于较长时间的牵引。体重量牵引是一种接近体重的重量进行短暂牵引的方法。大重量牵引则介于两者之间,重量一般在体重的1/13~1/10之间,时间为15~30分钟。

这一方法的适应证:因椎节不稳、髓核突出或脱出所致症状波动较大及早期的神经根型颈椎病;椎节不稳或髓核突出等造成的脊髓前方沟动脉受压的脊髓型颈椎病;钩椎关节不稳或以不稳为主伴有骨质增生所致的椎动脉型颈椎病;个别症状持续时间较长的颈型颈椎病。禁忌证:年迈体弱、全身状况欠佳者;颈椎骨质有破坏性改变者;拟手术者;全身急性炎症及咽喉部有炎症者;颈部急性损伤或3个月内有颈椎损伤者。

**目前临床常用牵引法**

颈椎牵引一般在坐位进行。将枕颌牵引带置于下颌与后枕部,牵引带用细绳经滑轮坠砂袋或砝码,牵引重量一般为4000~6000克,持续时间40~60分钟中,每日2~3次,每10天为一疗程。牵引时,患者端坐位,两手自然下垂,颈项肌肉放松,头略向前倾,保持颈部屈曲15°~20°;交感神经型头后仰15°为好;早期脊髓型颈椎病者,宜取中立位。

(4)按照牵引时间长短分类:可分为短时间和长时间牵引。短时间牵引一般每次15~30分钟。长时间牵引适合于住院患者。牵引时间的长短与牵引重量有关,如体重量牵引,一般每次持续 15～30 秒,连续 3 次,每次间隔 1～2 分钟。

(5)按照牵引连续性分类:可分为持续性和间歇性牵引。持续性牵引在整个牵引过程中始终保持牵引力。间歇性牵引则在牵引过程中有几次间隔时间的牵引。

## 误区 70. 颈椎牵引没有注意事项

一般开始牵引时重量宜轻,时间宜短,重量逐渐加重。女性、老年人或体弱者,每次可增加 1000 克,重量增加不宜过多过快,每增加一次重量,应维持 5～7 天。若症状加重,或发生头晕、恶心等不良反应,应立即减轻重量、缩短时间或停止牵引。注意颈部周围出现红肿热痛、淋巴结肿大等症状,或骨结核、骨肿瘤、严重高血压、冠心病、急性肝炎、急性肾炎、心肺功能不全、身体极度虚弱、颈动脉窦过敏等疾病,不宜作牵引治疗。

若坐位牵引疗效不够理想,或症状较重,或体弱的病人,也可改为仰卧位牵引,病人可取平卧或斜卧,牵引的重量相应可减轻到 1～3 千克不等。颈肩部的皮肤、肌肉肌腱等在加热条件下更易被牵伸,故在颈椎牵引的同时,配合颈肩部的热疗,疗效可能更佳。

## 误区 71. 盲目、滥用颈椎索引

颈部牵引是目前治疗颈椎病的有效方法之一,但盲目、滥用颈椎牵引,可导致颈椎附着的韧带松弛,加速颈椎的退行性病变,降低颈椎的稳固性。

颈椎牵引是颈椎病保守疗法中最主要而且疗效确实的一种方法。然而并非所有颈椎病患者都适合牵引。盲目、滥用牵引可使颈部的肌肉、韧带长期处于非生理状态,会造成慢性损害,所以在治疗过程中即使要牵引,也应该通过个人头部力量的自然重力进行牵引。

可采用药枕、药袋进行综合治疗,使绝大部分生理弯曲恢复,症状消失。总之,盲目、滥用牵引,轻者加重损伤或引起眩晕呕吐,重者可发生休克、瘫痪,老年人超重牵引,还可导致青光眼或心脏病发作,危及生命。

建议颈椎病患者到正规医院康复医学科进行诊疗。医生会根据患者的症状、体征以及影像学资料等综合判断是否适合牵引,以及需要怎样牵引(如牵引时间、重量、角度以及次数等)。

## 误区 72. 每天连续颈椎牵引

颈椎牵引的时间视患者的症状严重程度和牵引效果来决定,若牵引方法正确,而牵引效果不好,甚至牵引时有诸多不适,则放弃牵引。如果症状严重,影响生活和工作,可行卧位持续牵引,除了吃饭及大小便外,24 小时连续牵引,理论上效果最好。一般情况下白天牵引,晚上停用。对于那些症状尚能耐受,又不能放弃工作休息者,可利用上班休息时间和在家行坐位间断牵引,每天 2～3 次,每次半小时到 1 小时。颈椎牵引贵在坚持,方法简便易行,由于神经根的水肿消退大约需 2 星期以上,一般要坚持 2～3 星期才能有肯定的效果。

## 误区 73. 颈椎牵引无需配合物理治疗

颈椎病的发病常常与颈肌的损伤、疲劳密切相关。颈部肌肉会因神经或血管的受压而产生保护性痉挛收缩,肌肉较长时间的痉挛收缩增加了致痛物质的释放,导致了颈部的疼痛。物理治疗能够改善血液循环,起到消炎止痛的作用,因而,可在牵引前或牵引治疗的同时进行物理治疗。常用的方法有高频电疗法,如微波治疗和短波治疗等,具有较深的电热作用。推拿手法也可用于颈椎病的治疗,但应注意刚柔结合,不宜粗暴,尤其治疗脊髓型颈椎病或上颈段颈椎病时,在未弄清神经、血管受压的确切位置前,不能随便施旋转扳手法,否则可能会加重症状。

## 误区 74. 不了解颈椎病的物理疗法

颈椎病的物理治疗方法不外乎直流电药物离子导入法、感应电疗法、低频电疗法、超短波疗法、红外线疗法、磁疗法和生物电疗法等,具有消炎、消肿、镇痛、改善组织营养、促进修复、缓解痉挛等作用。

市售的各种场效应治疗仪、频谱仪以及远红外线治疗等,实际上也是以产热为主的物理疗法方法,与热敷治疗的机制大致相同。也可用活血化瘀的中药熏洗方法,起到消炎、消肿止痛的作用。治疗时局部温度应保持在 50℃~60℃,热敷时间每次 15~20 分钟,每日 2 次。温度太高或时间久,可引起周围血管过度扩张而加重症状,有些患者甚至可引起局部烫伤,应注意避免。

家庭物理疗法不仅省时省钱,而且还可以配合卧床休息,再辅助以其他的口服药物、外用药等治疗方法,能取得较好的治疗效果。更简单的方法是,局部使用冷热敷等,也可以起到一定的治疗作用,冷热敷也是属于物理治疗。还有颈椎病患者睡电热毯以及在浴缸内热水浸泡也是很好的物理疗法,可以有助于缓解症状,特别是颈、肩、背部的疼痛症状。

## 误区 75. 不了解物理疗法的注意事项

物理治疗能够改善血液循环,起到消炎止痛的作用,因而,可在牵引前或牵引治疗的同时进行物理治疗,如高频电疗法、微波疗法、短波疗法、推拿手法等疗法。

必须注意的是:应用物理疗法时一天内所做物理疗法种类不宜超过 3 种。按时进行,不可随意加大治疗量或延长治疗时间,以防产生不良反应。物理疗法见效较慢,不可浅尝辄止。一般来说,物理疗法起效比较慢,每天 1～2 次,1 个疗程 10～14 天。至于选用哪种物理疗法,急性期可进行离子导入、超声波、紫外线或间动电流等;疼痛减轻后可改用超声波、碘离子透入、感应电或其他热疗。但对于脊髓型颈椎病患者,效果不明显。

另外,长期反复使用物理疗法,可能使肌肉因长期充血而出现变性,或引起永久性的功能障碍,应当注意。

## 误区 76. 颈椎病可随意使用磁疗保健品

现在的药店或者商场保健品专柜里的磁疗枕不少。磁疗虽然对一些疾病的恢复有效果,但并不是万能的。目前市场上磁疗保健用品所用的大多是永久性磁铁,磁场强度比较大,有的甚至是地磁的数倍。体虚、神经衰弱患者使用这类磁疗枕后症状反而加重,甚至出现剧烈头痛、盗汗。磁疗保健品也缺乏统一的管理及行业标准,不少磁疗保健器械存在着过分夸大疗效的现象。因此,患者使用磁疗保健品前,最好征求医生的意见。

## 误区 77. 采取消除骨刺的治疗方法

在颈椎病的病程中,骨刺的出现对机体是一种保护性反应,这也是医生对多数颈椎病患者首选保守治疗的依据。但少数患者骨刺生长过度,压迫周围组织,使症状加重时就要治疗了。而这种治疗,需手术解决,药物和仪器无法办到。有些药品销售商宣称通过口服或外敷某药可消除骨刺,这是毫无科学依据的。

如今,不少宣称"能迅速消除骨刺,全面治疗颈椎病"的治疗药物和仪器,使患者把治愈颈椎病的希望放在通过这些药物或仪器消除骨刺上。其实,颈椎病治疗的重点不是消除骨刺,而是减轻或消除组织压迫,去除或明显缓解症状。

## 误区 78. 颈椎病不可冷、热敷

颈椎病急性期患者疼痛症状较重时宜使用冰块冷敷治疗,冷敷的时间一般应控制在急性发病后的 2～3 天内。注意在冷敷时不要一次冷敷时间太长,不要让冰块在一个部位过长时间停留,以防止局部皮肤冻伤。冷敷时以每次 10～30 分钟,每天 5～10 次为宜。

热敷治疗一般适用于慢性期的患者。可用热毛巾、热水袋或电热手炉等进行局部外敷,也可使用各种市售的产热物,如热敷袋及寒痛乐等热敷。

## 误区 79. 项圈能治疗颈椎病

目前钛元素项链以使肌肉得以放松为卖点正被不少白领人士所关注。尽管国内没有数据表明其确切的颈部不适改善效果,至少也没有临床数据表明它有什么危害。但需要提醒消费者的是,颈椎明显不适后还是要优先选择效果确切、成熟的治疗方法。

钛金属并不是什么特殊材料,它是骨科常规的内置物材料,在医疗上常用钛金属制作骨科手术时用的钢钉、钢板等身体内置物,作为固定骨折的工具,它被用于人体是因为钛金属性质稳定,无磁性、无放射性。但被宣传成可以治疗颈椎病、坐骨神经痛、关节炎等疾病的金属物,医学上并没有相关定论。而且纯钛是金属原质,因此商家宣传"神奇"钛项圈治疗颈椎病的功效,消费者不可盲目轻信。一些人佩戴钛项圈后感觉"有效果",其实都是消费者本身的心理暗示作用在作怪,戴上项圈后,抱着有效期盼的人一般都会觉得有效果。还有些人购买项圈,完全是一种从众心理。

现在颈椎病在白领人群中发病率很高,很多白领因为工作忙没有时间进行治疗,就把希望寄托在这样的钛项圈上,存在一定的侥幸心理,如果仅仅是作为装饰品无可厚非,但是如果因为存在侥幸心理,等到颈椎突出,压迫到神经和脊髓,还继续带着钛项圈,就会延误病情,实属花钱买罪受。

## 误区 80. 颈椎治疗仪、保健枕能治好颈椎病

一些规范的颈椎治疗仪、保健枕对某些颈椎病症状确实能够起到部分缓解的作用,但是没有调查结果显示颈椎治疗仪、保健枕可以根治颈椎病。颈椎治疗仪、保健枕同样属于保健品,只能作为辅助治疗器材,而不能作为根治仪器。而且目前,颈椎治疗仪、保健枕市场假冒伪劣产品层出不穷,更有违法广告未经审批擅自发布,夸大疗效,并且其医疗效果目前没有科学的评价。

颈椎治疗仪、保健枕只可以作为预防和治疗颈椎病的辅助用品,对于患有颈椎病的患者最好去医院进行相关的检查,在医生指导下,接受正规治疗。

## 误区 81. "新技术"能治愈颈椎病

近年来,关于治疗颈椎病"新技术"的广告满天飞,如小针刀、经皮抽吸颈椎间盘、溶核术、电脑三维椎间盘复位、激光疗法、手法椎间盘复位等,其实这些手段都是根本无法治愈颈椎病的。小针刀只是在远离椎间盘的椎板外刮一刮;经皮抽吸仅吸出颈椎间盘组织,根本无法切除突入椎管内的赘生物,反而导致颈椎更加失稳;溶核术已证明无效且不良反应大,20年前日本厚生省已禁止使用;至于所谓的电脑三维椎间盘复位更是离谱,椎间盘是无法复位的,临床手术中用手术器械压椎间盘都无法实现。

## 误区 82. 轻视颈椎病的护理

颈椎病的治疗是一个长期的过程,很多患者在治疗取得了良好

的疗效后,以为疾病就完全治愈了,其实并非如此。颈椎病好转后还应该注意长期的保养和锻炼等常规护理。某些不正确的生活习惯,比如躺着看电视、长时间的伏案工作并长期固定一个姿势、长时间打麻将、使用不合适的枕头等,都必须改正。否则会造成颈部软组织的再次劳损,又发展为颈椎病。

## 误区 83. 症状稍缓就停止治疗

有些人治疗一段时间后,感觉疼痛减轻、症状改善,就以工作忙、不能请假、要接孩子等事由放弃了后续治疗,其实这是错误的。随着年龄增长,人的身体机能逐渐下降,自我修复能力减弱,如果没有完全康复就放弃治疗,很容易造成病情的反复发作,前功尽弃。

有一位患者,由于头晕到医院就诊,被确诊为椎动脉性颈椎病,经过一段时间治疗,症状明显好转。患者非常高兴,以为自己的病好了,就停止了治疗。谁知一周后,头晕症状又出现了,还伴有失眠、多梦等症状。不得不再次到医院检查,结果发现,病情严重了。

椎动脉型颈椎病是因颈椎炎症、水肿,压迫椎动脉导致脑供血不足的颈椎疾病。当治疗一段时间症状明显改善后,患者千万不可放松警惕,应遵医嘱继续进行针灸、推拿等中医综合治疗,以改善脑供血状况,否则会因脑组织慢性缺血、缺氧引发类似的脑萎缩病症。

因此,颈椎病患者在治疗一段时间病情有所好转的时候,不能放松警惕,停止治疗,应该遵照医嘱,继续进行推拿、按摩、针灸等治疗,加以巩固。

# 颈椎病的中医治疗误区

**误区 84.** 中医治疗颈椎病没有好方法

对于早期的颈椎疾病，中医的方法很多。从门诊情况看，人们对中医的接受程度也比较高。

根据病患的具体情况，服用中药舒筋活络，或通过牵引、针灸、理疗等方法，对治疗颈椎疾病有一定效果。而中医治疗脊椎疾患的特色——推拿按摩，松解痉挛，对于未引起结构性病变的早期颈椎疾病，效果明显。一些较严重的颈椎疾病，通过适当的治疗，也能较好地缓解、减轻症状。如神经根水肿，造成结构性压迫以及无菌性炎症，可通过中医手法改善炎症症状，控制疼痛。

### 中医治疗的限制

①不是所有病患都适合中医手法治疗。治疗前须X光检验，排除颈椎肿瘤等疾病，方可进行治疗。若增生程度严重，同时已有退变引起的颈椎不稳，此时施以手法则有一定危险性，需慎重。②由于中医的独特性，每个医生都有自己独特的手法及体会。同样的手法技巧，不同组合，不同力度，效果也有所区别。

**误区 85.** 中医治疗颈椎病无需分型

中医根据颈椎病归属于"痹证"的范畴，根据病因病机的不同，一般可分为以下几型：

（1）寒湿阻络型（本型常见于颈型和神经根型颈椎病）：头痛或后枕部疼痛，颈僵，转侧不利，一侧或两侧肩臂及手指酸麻胀痛，头疼牵涉至上背痛，肌肤冷湿，畏寒喜热，颈椎旁可触及软组织肿胀结节。舌淡红，苔薄白，脉细弦。治以温经活血，祛寒除湿，通络止痛。

（2）气血两虚夹瘀型（本型常见于椎动脉型颈椎病）：头昏，眩晕，视物模糊或目痛，身软乏力，纳差，颈部酸痛，或双肩疼痛。舌淡红或淡胖，边有齿痕，苔薄白而润。脉沉细无力。治以益气养血，醒脑宁神，活血通络。

（3）气阴两虚夹瘀型（本型常见于椎动脉型和交感神经型颈椎病）：眩晕反复发作，甚者一日数十次，即使卧床亦视物旋转，伴恶心，呕吐，身软乏力，行走失稳，或心悸，气短，烦躁易怒，咽干口苦，眠差多梦等。舌红，苔薄白或微黄而干，或舌面光剥无苔，舌下静脉胀大。脉沉细而数，或弦数。治以益气养阴、安神醒脑，调和气血。

（4）脾肾阳虚夹瘀型（本型常见于脊髓型颈椎病手术后遗症或久治不愈者）：四肢不完全瘫（硬瘫或软瘫），大小便失禁，畏寒喜暖，饮食正常或纳差。舌淡红，苔薄白或微腻，脉沉细弦，或沉细弱。治以补肾健脾，温经通阳，强筋健骨。

## 误区86. 使用"扳脖子"来治疗颈椎病

退休王某，得知自己患了颈椎病后，辗转难服，不顾家人相劝，为省事在私人按摩店找人随意"扳脖子"治疗，结果扳完后1小时，老王就躺下起不来，随后打120，在医院经诊断后确诊为脊髓型颈椎病，后悔莫及。

脊髓型是增生骨质向椎管里面生长，压迫脊髓引起的。症状是一侧或两侧下肢发紧、发麻，慢慢会出现无力、软弱，甚至行走困难。如果继续发展，会出现上肢麻木，手无力，严重者会出现四肢瘫痪，卧床不起，不能小便等。脊髓型的治疗方法有制动、物理疗法和药物治疗等,严重时需进行手术。但一般不能应用牵引,扳法等方法因为这可能加重症状。老王出现这种危险情况是因为"扳脖子"造成局部损伤,导致炎症、水肿,压迫颈椎上方的延髓呼吸中枢,造成呼吸减弱甚至停止。

所以说,颈椎病患者,还是应该到正规医院接受治疗,随意找人"扳脖子"是很危险的。

## 误区 87. 不了解按摩推拿疗法的作用

按摩推拿疗法对颈椎病是一种较为有效的治疗措施,其作用是:疏通脉络,活血止痛;加宽椎间隙,扩大椎间孔,整复椎体滑脱,解除神经压迫;松解神经根及软组织粘连,缓解症状;缓解肌肉紧张,恢复颈椎活动;对瘫痪肢体进行按摩,可以减轻肌肉萎缩,防止关节僵直和关节畸形。

按摩、推拿疗法大致可分为传统的按摩、推拿手法和旋转复位手法。前两种为大众所熟悉,此处对旋转复位手法作一番介绍。旋转复位手法应用于颈椎小关节紊乱、颈椎半脱位等疾患,临床上发现有棘突偏歪,X 线片上见有双凸、双凹、双边等脊柱旋转表现的病例。

虽然按摩推拿对颈椎病有一定的治疗作用,但是我们不赞成手法较重的推拿方法。医院里常可见一些病人因过度推拿导致的病情突然加重,甚至进展为瘫痪。因此,即使要推拿、按摩,应选择正规医疗、康复机构。

## 误区 88. 患颈椎病后随便请人按摩治疗

很多人在颈椎不舒服,感觉酸痛时候,喜欢自己按摩按摩,或者去做专门的"保健按摩"或"盲人按摩",在他们看来,这样既可以让疲劳的颈部背部放松,也使自身很舒服,又可以有效预防颈椎病。这本无可厚非,但实际上,并不是所有的颈椎病都能采用按摩的方法来治疗,也不是任何人都会进行按摩治疗。

如核磁共振检查显示椎间盘突出明显,严重压迫脊髓或神经根;或骨刺较大,严重压迫神经根或椎动脉;或神经根水肿而压迫神经根,所致的脊髓型、神经根型、椎动脉型、食道型颈椎病,这些病例如果采用不适当手法治疗,必将加重脊髓、神经根或椎动脉的损害,产生严重后果,甚至造成患者立刻瘫痪。

因此,对颈椎病进行按摩治疗,必须找按摩专科医生,医生再根据患者的病情,酌情考虑患者是不是可以采用按摩手法治疗,采用何种按摩手法治疗。这样,既可使患者得到系统有效的治疗,又可避免严重不良后果的发生。

## 误区 89. 不知晓颈椎病推拿手法

基本治法:

(1)手法:按揉、点压、拿捏、弹拨、指揉、侧攘、拔伸、滚、拿等手法。

(2)穴位及部位:风池、风府、肩井、肩中俞、天宗、曲池、合谷及颈肩背和一侧上肢部。

(3)操作:①患者正坐,医生站于患侧背后施按揉法于风府、肩中俞、天宗,舒筋通络,使颈肩部痉挛的肌肉得以放松。②接上式,在颈项背部用滚法,以斜方肌为重点,3~5分钟后,医生一手扶头顶,一手施滚法于颈胸椎部,在滚的同时,配合颈椎屈伸被动运动3~5次,接着滚颈部及患侧肩部,配合颈椎侧屈被动运动3~5次。最后医生一手托住健侧下颌,一手滚颈肩部,配合颈椎左右旋转被动运动。③坐位,医生立于患者侧后方,一手扶头,一手施拿法与风池、风府、肩部以舒筋通络,缓解痉挛的肌肉。④正坐,医生立于患者侧方,一手虎口托住患者枕部,一手以肘部托住患者下颌,手掌环抱患者头部向上牵伸,利于患者自身体重牵引颈椎,使椎间孔增宽,以扩大椎间孔,同时为纠正脊柱力学平衡创造条件。

知识窗

## 颈椎病分型推拿

（1）神经根型：按揉曲池、拿合谷，局部擦法，配合热敷，舒筋通络、活血化瘀，减轻和缓解临床症状。常可取肩髃、肩井、曲池、手三里、合谷、少海、神门等。

（2）椎动脉型：按揉风池、风府、翳风穴及后脑枕部，有活血化瘀的作用，能缓解椎动脉痉挛，改善椎-基底动脉血供而减轻消除临床症状。常取百会、太阳、大椎、风府、合谷等。

（3）交感神经型：可拿头部五经，推双侧桥弓穴，扫散少阳经，头面部摩法，横擦前胸至腹，横擦肩背至腰骶，推膻中，提拿和擦上肢，理五指节，拿腋下。

（4）脊髓型：可取足三里、委中、委阳、合谷等。

其他推拿方法：

（1）抚摩颈肌：用手掌抚摩或按摩颈项，肩背部的肌肉 20～50 次，以后部发热舒适为度。抚摩时，用力不要太大，动作由轻及重，由小到大，快慢结合。

（2）按揉颈肌：患者取坐位，治疗者左手扶其头部并予以固定；右手拇指和食、中两指分别位于颈椎两侧肌肉隆起之处，自上而下，由轻及重进行按摩揉捏，边按揉，边下移，重复动作 5～10 次。此可疏通经络，解除痉挛，增加颈椎的活动度。

（3）按揉风池穴：用单手或双手的拇指对准风池穴（位于头后部，枕骨之下，项部肌肉隆起外线的凹陷处）进行按摩揉捏。手法为轻按重揉，范围由小及大，重复动作 20～30 次，按揉后，患者有颈后及头后部酸胀感。

（4）点按肩井：患者坐位（年老体弱者可用俯卧位），医生以拇指端点压肩井穴 10~20 次(肩井穴位于肩部,第 7 颈椎棘突与肩膀上凹陷之连线中点),可单侧点按,或双侧同时点按,也可边点按边揉。用力由小及大,以患者能忍受为度。

(5)推拿项肌:患者取坐位(或侧卧位),医生以拇指和食、中两指拿捏其两侧的颈项肌,自上而下均匀用力,动作一张一弛,反复 20~30 次,力求深达肌肉。

(6)后背推拿:患者俯卧位,医者位于其头顶部,双手平放,拇指位于肩胛骨内缘,自上而下反复推摩 20~30 次,拇指用力使其深达肩胛内。此法也可用于治疗颈肩酸胀不适,有活血化瘀、祛风除湿、通络止痛之功效。

## 误区 90. 颈椎病患者推拿没有注意事项

颈椎病推拿时应注意以下原则:①颈部放于合适体位,使患者感到舒适无痛苦。②使患者放松颈部肌肉,不要过于害怕或担心,消除紧张情绪。③手法由轻及重而行,若症状加重使患者痛苦不堪,就应及时停止治疗,待休息片刻之后予以轻手法按摩推拿,并随时注意患者的变化。④推拿时间以患者感到舒适轻快为度。年轻用重手法,年老、体弱者用轻手法。施治时间一般 10~30 分钟。⑤推拿治疗一般一天一次,也可两天一次;轻手法者可一天数次;自我推拿可随时进行。⑥按揉推拿时可选用一些药物,如正骨水、按摩乳、红花油、万花油等等,此等可增加治疗效果,达到事半功倍之效。

## 误区 91. 中医药不能用于治疗颈椎病

中医药的治疗强调辨证施治,临床常见的颈椎病主要治以活血通络补肾,并以此法组方用药。例如,颈椎病的患者有手臂麻木、头晕等症状,中医认为气不通则麻,血不通则木,气血不通则生麻木,可用下方治疗:鸡血藤 30 克、骨碎补 30 克、淫羊藿 10 克、鹿角霜 10 克、肉苁蓉 20 克、熟地 10 克、莱菔子 15 克、葛根 20 克、松节 10 克、全蝎 3 克、土鳖虫 10 克。上方加水适量,煮取 150 毫升,每日 2 次温服。

中医药的治疗必须对症,否则不但无效,可能还会引起其他方面的不适,常见的有食欲下降,甚至发生胃炎、胃溃疡。另外还有些患者大量进补,也会引起生理功能的紊乱。补阴或补阳,一定要在医生诊断后进行。

## 误区 92. 没有用于治疗颈椎病的中医药膳

日常比较容易制作的中医药膳有:

(1)葛根五加粥:葛根 50 克、刺五加 15 克、苡仁 50 克、粳米 50 克。原料洗净,葛根切碎,刺五加先煎取汁,与余料同放锅中,加水适量,武火煮沸,文火熬成粥,可加冰糖适量。其祛风除湿止痛,适用于风寒湿型颈椎病、颈项强痛者。

(2)山丹桃仁粥:山楂 30 克、丹参 15 克、桃仁(去皮)6 克、粳米 50 克。原料洗净,丹参先煎,去渣取汁,再放山楂、桃仁及粳米,加水适量,武火煮沸,文火熬成粥。其活血化瘀,通络止痛,适用于气滞血瘀型颈椎病。

(3)木瓜陈皮粥:木瓜、陈皮、丝瓜络、川贝母各 10 克,粳米 50 克。原料洗净,木瓜、陈皮、丝瓜络先煎,去渣取汁,用药汁将粳米煮熟,加入川贝母(切碎)及冰糖适量即成。其化痰除湿通络,适用于痰湿阻络型颈椎病。

(4)参枣粥:人参 3 克、粳米 50 克、大枣 15 克。人参粉碎成细粉,米、枣洗净后入锅,加水适量,武火煮沸,文火熬成粥,再调入人参粉及白糖适量。其补益气血,适应于气血亏虚型颈椎病。

## 误区 93. 药枕不能治疗颈椎病

药枕治疗颈椎病也是以中医理论为指导,所用药物也是根据辨证选用。

(1)威活通痹枕方:威灵仙、羌活、独活、制川草乌、葛根、防风、细辛、桂枝、冰片。适用于风寒湿痹型。

(2)乳没通络枕方:乳香、没药、川芎、红花、玫瑰花、血竭、麝香、冰片、玄胡索。适用于气滞血瘀型。

(3)夏菊香枕方:夏枯草、野菊花、丁香、乳香、蚕矢、葛根、苍术、陈皮、决明子、冰片。适用于痰湿阻络型。

(4)花仙枕方:野菊花、白芍花、仙茅、仙灵脾、薄荷、决明子、乌药、杜仲、肉桂、补骨脂、磁石。适用于肝肾不足型。

上述方中乳香、没药、丁香、麝香、冰片、血竭可研成细末,用丝绸另包成香囊,置于枕蕊。用此枕入睡前最好饮一杯温开水,以防芳香类中药耗伤阴津。一般连续枕2～3周才可见效,2个月为一疗程。平时注意保持药枕干燥,每隔2～3周晾晒1小时,以防霉变。使用时间长,药味变淡时,需更换药物。对药物过敏者,可出现皮疹瘙痒、哮喘等症状,应立即停用,对症处理。

药枕一般高度以7～10厘米最为适宜,大致相当于耳朵到肩峰的距离;宽度以12～15厘米为好,大致为枕骨下缘到第7颈椎(低头时颈部最突出的部位)的距离。长度以超过自己肩宽10～15厘米为佳。最好选用布纹致密、透气性好的布料如灯芯绒制作枕套。枕芯内装入事先粉碎成粗末的中药,酌情加入海绵等质地柔软舒适的充填物,这样有利于恢复颈椎的力学平衡。

### 误区 94. 颈椎病随意贴膏药

各型颈椎病均可用中药外治,其中应用最为广泛的就是膏药。使用前将患处皮肤洗净擦干,胶布膏药从薄膜上撕下直接贴于患处即可。贴的范围应略微超过病痛区域。固态的膏药,先行烘烤、烊化,然后再贴患处。软膏是糊状物,用时将它直接涂布在皮肤上,厚薄以看不见皮肤为度,外加敷料包扎。

注意局部皮肤有创口、发生感染或有皮肤病者忌贴。有的膏药中含有麝香之类药物,孕妇不宜使用。少数人皮肤对膏药成分敏感,可发生局部瘙痒,甚至边缘起皮疹。此时应将膏药揭下,改用其他方法治疗。膏药还可影响 X 线透过,在作 X 线透视或摄片前应揭下,以免影响透视或照片质量。在接受按摩或熏洗治疗的过程中,最好不贴膏药。天热多汗,膏药易脱落,暂时不用。

**知识窗**

### 膏药的辨证分型

风寒湿型颈椎病可选用温经通络膏、辣椒风湿膏、狗皮膏、伤湿宝珍膏等;气滞血瘀兼风寒湿者宜选万灵膏、万应膏、损伤风湿膏、东方活血膏、麝香壮骨膏等。此外,新剂型磁贴不仅具有药疗作用,还有磁疗作用,各型颈椎病都可选用。

## 误区 95. "狗皮"膏药可治本

不少人以为颈椎病不需要治疗,或认为反正无法可治,干脆贴上张"狗皮"膏药止痛了事。刚开始可能痛感会减轻,可接下去脖子还会继续犯痛,直到脖子痛得受不了才去医院就诊,这样往往会耽误治疗。

膏药只能治标,不能治本,起到的只是暂缓减痛作用,而颈椎病只要经过 8～10 次,每次 10 多分钟的治疗,实施包括纠正错位、中频电疗等的治疗手段,加上改变不良生活习惯,是可以慢慢好转的。从事长期伏案工作的白领一族,若是能每月进行 1～2 次的错位治疗,对预防颈椎病也很有益。

# 颈椎病的手术治疗误区

## 误区 96. 动手术能彻底治疗所有颈椎病

不是所有人的颈椎病经过保守治疗都会好转,有时候手术可能是惟一的选择。但手术治疗属创伤性的方法,必须破坏原有组织,而且需要切除的压迫神经物,因贴近神经根,稍有不慎碰到神经根,就有可能造成瘫痪。

一般而言,只有病情已不宜保守治疗的患者才需进行手术。所以,并不是所有的颈椎病都能通过手术治疗,也不是经过手术治疗的颈椎病都能治愈,手术治疗也是有一定风险的。颈椎是人一生中活动较多的部位,手术一定要谨慎。

## 误区 97. 颈椎病手术不安全,害怕排斥

人们患病后对治疗会存在一定的疑虑与担心,特别对手术治疗害怕、不确信及排斥,一提起做手术,就恐惧得不得了,好像手术只会带来痛苦。临床上,有些必须接受手术治疗的患者,因为害怕、排斥手术,想单纯依靠药物、物理疗法、中医等保守治疗,这是不可取的。殊不知,这不但不能起到治疗作用,反而会使病情加重。

手术治疗一般是医生经过严格检查,权衡利弊而慎重提出的,即颈椎病已到了非手术治疗不可的地步,不然则病情不能缓解或治愈。另外手术是要在良好的麻醉下进行的,颈椎病有局部阻滞麻醉和加强化麻醉,还有全麻,都是非常安全而有效的。现在的微创技术也已经很成熟,很多原来需开刀手术的患者,现在通过微创手术就能取得很好效果。

总之颈部手术治疗颈椎病是安全有效的,要用一个科学的、现实的态度去认识它、理解它,您才能处之泰然。与医生进行良好的相互配合,是手术成功的关键。

## 误区98. 过于依赖手术治疗

在临床上的很多患者让医生非常痛惜,在医生分析了各种情况之后,就是不配合采取积极的治疗方案,总是以为自己不是很严重,还以为医生是在吓唬他们,有的还说这样治疗太麻烦,不如到一定的程度直接用手术治疗就可以了。其实存在这种想法是大错特错,手术治疗,不可等闲视之。因为颈部解剖结构复杂,生理作用重要,主要表现为:①支撑颅脑;②供应大脑的血管从颈椎两侧经过;③是消化道和呼吸道的起始部位;④颈椎内部的脊髓是大脑与全身神经联系的关卡:头部以外的感觉,均须经过颈脊髓才能上传,而大脑指挥躯体运动,同样无法超越颈脊髓。所以,颈椎病的手术治疗风险是非常大的,在临床当中也不乏手术治疗失败,给个人和家庭带来极大痛苦的案例。在临床的治疗中,颈椎病多采用非手术治疗,以保安全。

由于颈型、神经根型及椎动脉型占颈椎病的绝大多数,且对非手术疗法反应良好,所以95%以上的颈椎病患者都不需要手术,并可获得满意的疗效。

## 误区99. 不了解颈椎病的手术方法

颈椎病常见的手术方法主要有:

(1)传统的颈椎融合手术:医生取患者自身骨头(一般为髋骨部位),填补受损的椎间盘。但此方法使两节颈椎互相融合,相当于令患者的七节颈椎只剩下六节,每节所承受的压力相应增加,加速了其他颈椎间盘的退化。

(2)前位颈椎椎间盘融合术:与传统颈椎融合术不同,植入的是有少许弹性的合成纤维人造骨,使患者手术后的伤口痛楚及并发症可能性大为降低。

(3)人工颈椎间盘植入术:医生将钛合金人工颈椎间盘系统植入,取代病变椎间盘,令脊髓神经不再受压。由于术后关节可自由活动,回复弹性,可有效减低邻近颈椎盘的退化,避免了进行融合术10年内有三成病患要为颈椎相连关节动手术的情况。由于该微创手术伤口只有2.5cm,康复速度快,患者术后一两天就能出院并正常生活。

**哪些类型的颈椎病需要手术**

(1)脊髓性颈椎病:如有颈以下身体瘫痪,出现不同程度感觉和运动障碍,脊髓受压症状不断加重或突然加剧,必须尽快手术治疗。

(2)椎动脉型颈椎病:颈性眩晕或猝倒症状反复发作,经血管造影明确椎动脉受压部位和程度,非手术疗法久治无效,可考虑手术。

(3)极少数神经根型颈椎病非手术疗法久治无效,受压神经定位准确,可酌情手术治疗。交感神经型手术效果较差,手术治疗应慎重。

手术治疗颈椎病有其局限性:①融合术。有些老年病患骨质疏松情况严重,不能施行融合术;有的病患本身炎症未控制好,进行非自体骨的融合术,容易使炎症加重;若心脏、肾等重要器官有器质性病变,须控制好症状后再进行手术。②人工颈椎间盘植入术。有的病患骨头太小,或已经坏死,则难以进行该手术,一般采用融合术。

目前临床上常用的颈椎病治疗手术方法有以下几种:

(1)颈椎前路手术:主要适用于椎间盘突出、椎体后缘的增生、椎间孔严重变窄等。前路手术可以去除对神经结构的压迫,恢复椎间盘的高度,恢复和维持颈椎的生理前凸。

(2)颈椎后路手术:主要进行椎板切除或椎管成形术,扩大椎管,增加椎管的容积、解除椎管狭窄。适合于多节段椎间盘病变和椎管狭窄的患者。

(3)微创手术:微创技术可以避免大的切口,因此创伤及治疗中的痛苦极小,治疗后患者恢复很快。但这些方法不能适用于所有的患者,目前的经验显示,此法对于轻度的椎间盘突出、颈型和交感神经型颈椎病的患者疗效良好。

## 误区 100. 不了解手术时机

颈椎病患者有如下情况之一者应考虑手术治疗:

(1)症状严重影响生活和工作,反复发作,经 3 个月以上的非手术治疗效果不满意或无效者。

(2)除持续疼痛外,受累及的神经出现相应的功能异常;脊髓型颈椎病,患者出现脊髓受压的异常表现,且与影像学检查相符合。

(3)颈椎病患者出现麻木无力、疼痛甚至走路不稳等症状,是由于脊髓、神经受压所致。

## 误区 101. 脊髓型颈椎病可以保守治疗

脊髓型颈椎病是绝对的手术适应证。因为其他的治疗如推拿、按摩、服药等保守治疗,都是姑息疗法(暂时的、不彻底的)。

一般脊髓型颈椎病都合并有颈椎不稳,这种情况下,牵引、推拿、按摩不仅不能起到治疗作用,甚至还会增加颈椎的不稳定性。因此,脊髓型颈椎病一般不建议作推拿、按摩治疗。

实在不愿意手术治疗者,应佩戴颈托,以维持颈部的稳定性,同时服用一些止痛药物。当然,这种保守治疗是不能达到治愈目的的,要想彻底解决问题,手术是比较理想的选择。

**颈椎病的功能锻炼误区**

**误区 102.** **医疗体育对颈椎病没有作用**

医疗体育就是利用机体的各种功能、体育运动和自然因素来治疗疾病和创伤,促进机体康复,恢复劳动力和日常生活能力的一门医学科学。医疗体育的最大特点就是患者自我积极主动地参与治疗过程。

医疗体育在各国都有着较为悠久的历史,而且在疾病的康复方面也越来越突显出它的特点和优越性。医疗体育在颈椎病的康复治疗中的作用,主要在于解除对颈髓、脊神经根和椎动脉等神经、血管的压迫,促使水肿、炎症等的尽快消散,恢复和增强颈肩部及四肢等肌肉的力量,平衡颈肩背部两侧的肌力,减轻肌肉痉挛状态,改善头颈部的功能活动。因此,医疗体育对轻、中度颈椎病及手术后恢复期十分重要,而且对防止颈椎病的复发也有着极其重要的意义。

**误区 103.** **不了解颈椎病的功能锻炼**

颈椎病的功能锻炼有:

(1)以颈背肌肉劳损为主要症状者,应锻炼颈背部肌肉。

(2)上肢肌肉萎缩无力者,以锻炼上肢动作为主。

(3)下肢跛行无力、步行困难者,要练习行走及蹲立动作。

(4)四肢瘫痪的患者,失去了自主活动的能力。平时除加强护理,防止发生各种并发症外,瘫痪肢体的肌肉应接受按摩,使所有关节进行全范围的被动活动。

(5)经常游泳对颈椎病的预防和治疗作用尤其明显。

## 误区 104. 不了解颈项部肌肉的锻炼

方法是背靠墙坐着,以头枕部向后顶墙,头和身体并不动,只是肌肉紧张收缩,称作肌肉的等长收缩,俗称"绷颈";或者双手交叉放在头枕部,双手向前使劲儿,头枕部向后使劲,相互对抗"绷劲",头颈也不动;锻炼时,颈项部的肌肉持续紧张 3～5 秒,放松休息 3～5 秒为 1 周期,也就是 1 次,每天锻炼 100～200 次,分 3～5 组完成。

也可以仰卧在床上,去枕,头枕部用力向后顶床,抬起肩背部,持续 3～5 秒,然后肌肉放松,放下肩背部休息 3～5 秒为 1 个周期或 1 次,以达到锻炼项背部肌肉的目的,对慢性腰腿痛的患者也有益处。每天可锻炼 100～200 次,分 3～5 组完成。

还可以俯卧床上,去枕,用力挺胸抬头,使头颈胸离开床面(俗称"燕飞"),持续 3～5 秒,然后肌肉放松,头颈胸部休息 3～5 秒为 1 个周期或 1 次,每天锻炼 50～100 次,分 3～5 组成。

肌肉锻炼的次数和强度以锻炼后颈部舒适没有酸痛为度,如果有颈部酸痛、发僵、不适等情况不要练习;如锻炼后感到颈酸痛、不适、发僵等,应适当地减少锻炼的强度和频度,或者停止锻炼,以免加重症状。这样锻炼可加强颈项的肌肉,增强颈椎的稳定性,预防和减缓颈椎退变。

## 误区 105. 不了解锻炼颈肌的方法

研究表明,颈椎病的发作与颈椎和颈椎旁的一些组织的退行性变化有关,经治疗颈椎病的症状基本缓解或消失,这仅是完成了一年的康复治疗任务,另一半是除继续牵引巩固疗效外,还应加强颈前、后肌群的肌力锻炼,以及纠正错误的姿势。颈肌锻炼时患者取坐位或立位。

(1)双手轮流摩擦颈项部各 50 次。

（2）主动屈、伸到最大角度各 20 次。

（3）头主动向左、右两侧屈曲各 20 次。

（4）双肩下沉，下颌内收，颈部向后努力顶 20 次。然后双手抱住后枕部，颈部向后努力顶，对抗双手向前的拉力，持续 5 秒钟后休息 2 分钟，共重复 3～5 次。

（5）双手托住下颌向上推，头主动屈曲对抗此推力，持续 5 秒钟后休息 2 分钟，共重复 3～5 次。

（6）双手交替在对侧颈肩部轻轻拍击各 30 下。

在完成上述颈肌锻炼中，动作应缓慢有序，呼吸自然。若有颈部疼痛出现和头晕，则应立即减少头颈转动角度，甚至暂停颈肌锻炼。颈肌锻炼每日或隔日一次，每次锻炼结束后应该颈肌有疲劳感。锻炼量应从小到大，循序渐进不宜操之过急。

## 误区 106. 不了解颈椎病患者节律性锻炼法

颈椎病患者的节律性稳定锻炼法是指医生和患者同时介入进行的一种锻炼方法。此法可使患部软组织延长到其正常范围，减少关节周围的纤维性挛缩，达到姿势和颈部功能得以改善的目的。由于这种锻炼方法是逐渐加强、医患共同结合的方法，因此安全易行，且极其有效。

具体方法：患者仰卧，医者立于患者头侧，双手紧紧捧住头部两侧，略抬高患者头部，以使颈部微屈。沿颈部的方向手法牵引，然后开始缓慢地逐渐侧屈头部；医者施加的力量缓慢而呈波浪式，由弱变强又变弱，患者则用同等力量加以对抗，以保证头部不产生移动。重复 5～8 次后，再以相似方法进行旋转活动，再次重复 5～8 次。在整个操作过程中，活动是有节律的，既无任何移动，又无突然急骤的肌肉收缩，肌肉每次收缩后放松一段时间，使血液注入肌肉。在锻炼的每一周期中，逐渐加大侧屈或旋转的程度，最后达到最大范围的活动。

## 误区 107. 不了解颈椎的简便锻炼方法

(1)头俯仰:头用力向胸部低垂,然后向后仰伸,停止片刻,以颈部感到有点发酸为度。如果两手交叉抱在头后用力向前拉,而头颈用力向后仰,则效果更好。

(2)头侧屈:头用力向一侧屈,感到有些酸痛时,停止片刻,然后再向另一侧屈,同样停止片刻。

(3)头绕环:头部先沿前、右、后、左,再沿前、左、后、右用力而缓慢地旋转绕环。练习中常可听到颈椎部发出响声,这个动作有助于增强颈部肌肉。

(4)肩耸动:肩部是连接头部的重要部位,但平时肩部活动机会不多。耸肩活动有三种,一是肩下降;二是两肩同时向上耸动;三是两肩一上一下向前后环绕颈旋转。

(5)体侧转:坐着,上体缓慢地轮流向左或右侧转动。

(6)腿抬伸:坐着,小腿伸直用力向前抬起,脚面绷直,停片刻,放下,再抬。如果可能,也可臀部离座,全身尽量伸展,停止片刻,还原后再伸。

(7)膝夹手:两手握拳,拳眼相触夹在两膝间,然后两膝从两侧用力挤压两拳。

(8)体放松:端坐座位上,全身放松,眼微闭(或望着天上的白云)屏除杂念,闹中求静,呼吸自然深长。要想使身体内外放松,最简易的方法是分段放松法,即默想头部和大脑先放松,然后颈、肩部放松,再次是胸部放松,再次是心、肺、胃等内脏放松等。这样从头一直到脚一部分一部分地放松。

(9)左顾右盼:取站位或坐位,两手叉腰,头颈轮流向左向右旋转。每当转到最大限度时,稍稍转回后再超过原来的幅度。两眼亦随之尽量朝后方或上方看。两侧各转动 10 次。

(10)仰望观天:取站位或坐位,两手叉腰,头颈后仰观天,并逐渐加大幅度。稍停数秒钟后还原。共做 8 次。

(11)颈臂抗力:取站位或坐位,双手交叉紧抵头后枕部。头颈用力后伸,双手则用力阻之,持续对抗数秒钟后放松。共做 6～8 次。另一种方法是:取站位或坐位,两手于头后枕部相握,前臂夹紧两侧颈部。头颈用力左转,同时左前臂用力阻之,持续相抗数秒钟后放松还原,然后反方向做。各做 6～8 次。

(12)转身回望:取站位,右前弓步,身体向左旋转,同时右掌尽量上托,左掌向下用力拔伸,并回头看左手。还原后改为左前弓步,方向相反,动作相同。左右交替进行,共做 8～10 次。

(13)环绕颈部:取站位或坐位,头颈放松转动,依顺时针方向与逆时针方向交替进行。共做 6 次。

## 误区 108. 不了解对颈椎病患者有益的运动方式

(1)鸵鸟式:双腿分开与肩同宽,俯身,把手放在脚心下面,让手心与之相通,吸气的时候抬头,呼气的时候缓慢放松。这个姿势可以改善颈椎疲劳,可以配合哈巴狗式一起做。

(2)鱼式:平躺,吸气时将身体弓起,头部和臀部支撑身体,背部形成一个孔;双膝回蜷并且交叉,手掌在头顶合拢或者双臂相交互握肘关节。呼气时身体缓慢放松,平躺。这个动作可以把受力点和延展点放在颈椎,同时对腰椎健康很有帮助,还能消除颈部的皱纹。初学者可以把双腿伸直,这样难度极大地降低了,而且锻炼目标更为明确。

(3)乌龟式:呼吸的两个动作,如同从壳中探出头的乌龟。双膝打开,身体坐直,小腿回蜷至大腿根部;上身前倾,手掌打开,在吸气的时候带动颈椎,下巴上扬。呼气的时候,下颌靠近胸部,运动的重点在颈部。龟式主要锻炼了颈椎的灵活性,对于塑造脖子的线条,消除双下巴也有很大的帮助。

(4)猫伸展式:保持跪姿,双手和双膝作为重力支撑点,吸气的时候，背部凹下，下巴向上扬起，同时将臀部向上抬起，肩膀向下压，并且手臂伸直；在呼气的时候，拱起背部，让下巴和胸部靠近。四点着地的猫伸展动作，能够有效锻炼到背部和腹部的肌肉，使脊柱更加灵活，难度系数较小。

（5）狼伸展式：双手和足尖支撑身体，腿部尽量伸展，吸气时头部向后仰，使颈部前侧充分拉伸，手臂与地面垂直，呼气的时候头部慢慢放松回复到正常位置。这个姿势对于 26 节脊髓充分拉长延展，刺激脑髓和脊髓的连通，对大脑的滋养很有帮助。

（6）哈巴狗式：双腿伸直，尽量分开，上半身向下俯，双手撑地，保持背部伸展。吸气时，双手垂直伸展，头部向上抬，呼气时，以头顶、肘关节和双脚为重力支撑点，保持腰背伸展。如果觉得难度太大，可以使腿部略微弯曲，以减少对韧带的压力。

## 误区 109. 颈部活动不适合颈椎病

颈部活动既能治疗颈椎病又能预防颈椎病，且方法简单，或坐或站都能进行。

（1）颈项牵拉：先做立正姿式，两脚稍分开，两手撑腰。练习时，头、颈向右转，双目向右后方看；还原至预备姿式；低头看地，以下颌能触及胸骨柄为佳；还原。动作宜缓慢进行，以呼吸一次做一个动作为宜。左右交替运动。

（2）往后观看：预备姿势同上，练习时，头颈向右转，双目向右后方看；还原至预备姿势；头颈向左转，双目向左后方看；还原。动作要配合呼吸，缓慢进行。

（3）回头望月：预备姿势同上，练习时，头颈向右后上方尽力转，上身也随同略向右转，双目转视右后上方，仰望天空；还原至预备姿势；头颈向左后上方尽力转，上身也随同略向左转，双目转视左后上方，仰望天空；还原。呼吸一次做一个动作。

以上三个动作，主要是练习颈部的伸屈与旋转功能，适合大多数的颈椎病患者。轻症患者可加练侧弯动作。眩晕型患者如做颈部旋转动作有不良反应,宜暂停练习往后观看及回头望月动作。

## 误区 110. 伸颈运动不能治疗颈椎病

活动的准备姿势:双脚分离与肩同宽,两手臂放在身体两侧,指尖垂直向下(坐时两手掌放在两大腿上,掌心向下),眼平视前方,全身放松。

活动方法如下:①抬头缓慢向上看天,要尽可能把头颈伸长到最大限度,并将胸腹一起向上伸(不能单纯做成抬头运动)。②将伸长的颈慢慢向前向下运动,好似公鸡啼叫时的姿势。③再缓慢向后向上缩颈。④恢复到准备姿势。

注意:①每做一次(1~4)连续运动约需 1 分钟;②向上伸颈和向后缩颈都要挺胸收腹;③结合每人不同情况每天可做数遍,每遍可做数次。

这种伸颈运动可以改善颈部肌肉韧带的供血,使血液循环加快,使肌肉韧带更加强壮,使骨密度增加,预防骨质疏松,从而减少颈椎病的发生;还能使胸部、腹部及内脏得到锻炼。这种锻炼方法不需要运动场地,随时随地都可进行,也是一种积极的休息方法。

## 误区 111. 练功不能治疗颈椎病

颈椎病会影响到颈椎的功能活动;反之,作为颈椎的功能活动,对治疗颈椎病及其预防康复有重要意义。颈椎病患者的练功是以颈部为主,兼备全身的体育活动。它可促使局部及全身的血液循环,从而疏通经络,另外可增强活动部位的营养,达到滋润关节、濡养肌肉、防止骨质疏松的目的。但要根据病情选用,不可乱用,还要循序渐进地去进行,持之以恒方能达到治疗健身之目的。

## 误区 112. 颈椎病的运动没有窍门

（1）保持良好的脊柱生理位置，平时应注意坐、行时的挺胸姿态，睡硬板床，提扛重物时应先蹲下，不要直着腰提起，以免损伤背部的肌肉。这些方法不仅对身体其他部位有锻炼作用，也可在不同程度上纠正脊柱疾患，有利于恢复健康。

（2）进行一些力所能及的劳动，使背部的肌肉、韧带得到锻炼，以保证脊柱的正常位置。

（3）症状重些的患者，可用皮围腰固定腰部，用双臂架在双杠上做自体悬垂牵引，其间应加摆动。

（4）在单杠、吊环上做悬垂动作，每次 3～10 分钟左右，同时要做前后、左右摆动或转圈活动。完成一组后休息片刻再做一组。

## 误区 113. 哑铃医疗体操不能治疗颈椎病

哑铃医疗体操能够刺激全身肌肉，增加肌肉活性，尤其是对颈部肌肉的锻炼，加强了颈椎的稳定性，利于颈椎病的恢复。

（1）屈肘扩胸：两腿分立肩宽，两手哑铃自然下垂，两臂平肩屈肘，同时向后扩胸。反复 12～16 次。

（2）斜方出击：两腿分立与肩宽，两手持哑铃屈肘置于胸两侧，上体稍向左移，右手向左前斜方出击，左右交替，各反复 6～8 次。

（3）侧方出击：两腿分立与肩宽，两手持哑铃屈肘置于胸两侧，左手持哑铃向右侧方出击，左右交替，各反复 6～8 次。

（4）上方出击：两腿分开与肩宽，两手持哑铃屈肘置于胸两侧，右手持哑铃向上方出击，左右交替，各反复 6～8 次。

（5）伸臂外展：两腿分立与肩宽，双手持哑铃下垂，右上肢伸直由前向上举，左右交替重复 6～8 次。

（6）耸肩后旋：两腿分立与肩宽，两手持哑铃下垂，两臂伸直向下,两肩用力向上耸起,两肩向后旋并放下,反复进行 12～16 次。

(7)两肩后张扩胸后伸:两腿分立与肩宽,两手持哑铃下垂,两肩伸直外旋,两肩后张,同时扩胸,反复 12～16 次。

(8)直臂前后摆动:两腿前后分立,两手持哑铃下垂,左右上肢伸直同时前后交替摆动,重复 6～8 次,两腿互换站定位置,同时摆动 6～8 次。

(9)头侧屈转:两腿分立与肩宽,两手持哑铃下垂,头颈部向左屈曲,达最大范围,再向右侧旋转到最大范围,左右交替,反复 6～8 次。

(10)头前屈后仰:两腿分立与肩宽,两手持哑铃下垂,头颈部前屈,尽可能达最大范围;头颈部向后仰达最大范围,重复 6～8 次。

(11)头部旋转:两腿分立与肩宽,两手持哑铃下垂。头颈部沿顺时针方向旋转一周,再向逆时针方向旋转一周,重复 6～8 次。

以上动作要轻柔,旋转动作因人而异,每天可作 1～2 次。

## 误区 114. 鸟弓操不能治疗颈椎病

鸟弓操就是模拟鸟展翅飞翔的动作而来,动作简单易学便于掌握。

(1)起式:身心放松双臂自然放于身体两侧,双脚并拢立正姿势。按个人习惯向前迈出左(右)脚,前脚跟距离后脚尖大约半脚远,两脚左右间距一个半脚掌宽,以保持身体稳定。

(2)展翅:双臂缓慢前举上举至与肩同高同宽时向后向外展开,同时头向前缓慢伸至可承受的最大程度,略停留 2～3 秒。

(3)收式:双臂按原路返回,头缓慢恢复至原位。每次反复做 10 次,每天 1～2 次。

注意:首次做操切忌过于拉伸,动作不要过猛,以免肌肉关节受伤。做操可以使背部肌群与颈部肌群同时得到锻炼。颈部术后或脊髓型颈椎病患者做操前最好先咨询一下医生。

## 误区 115. 瑜伽不能治疗颈椎病

瑜伽不仅对颈椎病有一定的治疗作用,还能使紧张、焦躁的心情得以缓解;有生理治疗作用,还有重要的心理治疗作用。

(1)金刚鱼式。做法:跪坐于地板上,双手放于两大腿上,吸气,身体慢慢向后呼气,使头顶逐渐触地,双手在胸前合十。功效:伸展脊椎、颈部与后背的肌肉。

(2)牛面式。做法:坐于地板,两腿互相交叉,双膝上下一条直线,双脚分别放于异侧的臀部旁边。双手在背后相扣,保持背部的挺拔。如果感觉困难,可双手抓住一条毛巾,效果相同。功效:矫正颈椎病、脊柱,扩张胸部,放松肩关节,令背阔肌得到伸展。

(3)三角式。做法:①直立,双脚分开与两肩同宽;②吸气,两臂打开,与地面平行;③呼气,腰部向左侧弯曲,左手放在椅子坐面上(左手也可放在左脚上),双臂成一条直线;④头扭转看右手,正常呼吸 5~10 次后,慢慢还原;⑤换另一侧重复,双侧各做 2 次。功效:对脊柱和背部来说,这是一个极佳的功法。它滋养脊柱和背部神经,强壮背部,消除背部疼痛,扩张胸部,增加肺活量,减少腰围上的脂肪。三角式也是伸展全身肌肉的体位法,全身肌肉也因此而得到补养。

(4)三角扭转式。做法:①在三角式基础上,慢慢转身,右手放在左侧椅子坐面上(或左脚上);②扭转头部,双眼看左手,此时,尽力使双手、双肩和背部在一个平面上;③正常呼吸 5~10 次后,慢慢还原;④换另一侧重复,双侧各做 2 次。功效:同三角式。另外,它还可增加腰部旋转的灵活性。

(5)猫伸展式。做法:跪于地板,双手支撑身体。吸气,脊柱向下伸展,抬头,引颈向上,同时臀部向上翘。呼气,含胸,拱背,垂头引颈向下,腹部肌肉收紧,使整个背部尽量向上拱起。功效:脊柱及周围肌肉群更富有弹性,放松颈部和肩部使背部肌肉协调工作。

(6)坐椅半莲花单腿背部伸展式。做法:①坐在椅子上,上身正直;②左腿弯曲,左脚放到右大腿根部,脚心朝上,成半莲花坐姿(也可将左脚放在右大腿根部的椅子坐面上),右小腿与地面垂直;③吸气,双手向上伸展;④呼气,低头,双手向前伸展;⑤尽量将双手手心放在地上,吸气,抬头;⑥呼气,头部放松低下,上身放在右大腿上,保持5~10次均匀呼吸,还原;⑦换另一侧重复,双侧各做3次。功效:这个功法使腹腔脏器得到按摩,可改善消化系统功能,调理肠胃,同时使背部得到锻炼和加强。

## 误区 116. 摇头晃脑可缓解颈椎病的病情

有些患者治疗恢复心切,不是按照病情需要来进行切实可行的功能锻炼,而是做了大量非生理范围的运动,特别是有些老人在早起锻炼时不停地摇头晃脑,结果导致肌肉及筋膜的进一步劳损,而且因为过度运动,对颈椎产生过度牵拉引力,使颈椎更容易发生骨质增生,加重病情。

采用摇头晃脑这种锻炼方法而出事的颈椎病患者不少,轻者头晕、恶心呕吐,重者颈椎错位甚至猝然倒地。例如,有位椎动脉型颈椎病患者,熟人至其身后喊他,他猛一回头,导致突然晕厥。因此,颈椎病患者,尤其是伴有高血压、动脉硬化和颈椎半脱位者,切忌摇头晃脑、猛然回头。

## 误区 117. "举头望明月"不适合防治颈椎病

白天工作时从早到晚都在"埋头苦干",头部姿势就好像是"低头思故乡"的人,最容易患颈椎病。这些人在晚上的时候,不妨背部贴墙,头后部靠墙,姿势犹如"举头望明月"地站立,这样有助于防治颈椎病。

中国医学界近年来认为,晚上花点时间让头部处在"举头望明月"的姿势,确有助于消除长时间"低头思故乡"所造成的颈椎疲劳,因"举头望明月"的姿势恰好与"低头思故乡"的姿势相反,能起到舒缓的作用,颈椎紧张获得适度的松懈。

## 误区 118. 倒走有助于缓解颈椎病

有不少老年患者认为,倒走有助于缓解颈椎病。实际上,专家指出,从医学角度而言,颈椎病的病因是颈椎的退行性病变引起颈椎脊髓神经根或椎动脉受压,而上述的锻炼方式对解决病因并没有直接的效果。相反,倒走增加了不慎摔倒而引发颈椎受损的风险。

## 误区 119. 颈椎病不能骑山地车

运动是身心健康的前提,如果您有休闲时间,还热爱大自然,那就来骑山地车吧。山地车的车架构造特殊,车座和操作控制梁的角度在 71°～74° 之间,这个角度让人骑起来比较舒服。双手握在车把上,上身前倾势,头仰起,注意这是关键所在,由于平时我们工作时大

### 知识窗

**骑车注意事项**

①骑车的场地最好选择环境优美的平地,可以有适当的转弯。②速度依个人习惯而定,建议中老年人即使没有心脏疾患的也不要让心率超过最高心率的 65%(最高心率:女 226 — 年龄,男 220 — 年龄)。③适时补充水、矿物质。可以在运动前半小时喝一杯水。④要戴好安全帽。⑤刚开始运动时,时间不要过长,要循序渐进,使身体有个适应的过程。每次骑车不要超过 1 小时,每星期 2～3 次。

多数需要低头,长时间就造成了某些肌群的过度紧张疲乏,出现肌肉僵硬、颈部不适等症。而骑车却使我们的头仰起来,颈椎的反向运动起到了治疗的作用。

运动后还可适当按摩肩臂、手臂、大腿及小腿,以缓解肌肉的过分紧张。手法:四指并拢与拇指分开放于待按处,以手腕带动拇指与四指,指腹上下反复轻轻按摩,或五指并拢蜷成空心掌来拍打。

## 误区 120. 颈椎病不能蛙泳

颈椎最好的运动方式是游泳,水中的浮力能使颈椎完全放松,不需要承受其他的压力。同时游泳是一种均衡的运动,能使身体各个部位都能得到锻炼。

临床常用的游泳方式是蛙泳。蛙泳在换气时颈部从平行的水面向后向上仰起,头部露出水面呼吸,每换气一次颈部都需向后向上仰起,起到了反向治疗的作用。在游泳时不仅有主动运动,而且出于水的阻力及冲击力又带动多组肌群的被动运动。这样不仅缓解了颈部肌肉的紧张不适,而且加速了血液循环,对颈椎病的恢复是极为有效的。蛙泳以每周游 1~2 次,每次 30 分钟为宜。

## 误区 121. 颈椎病进行医疗体育时没有注意事项

颈椎病患者进行医疗体育尤其要注意,当伴有体温升高、化脓性疾病、各种内脏器官疾患急性期、出血倾向的疾病、局部骨折或损伤未愈、恶性肿瘤晚期等,暂时不宜采用体疗。

此外,由于年龄、体力、病情等因素的不同,在实施体疗时应十分注意运动量的大小。颈椎病为退变性疾患,超负荷的活动不仅加速或加重颈椎的病理改变,而且易引起外伤或发生意外,尤其是脊髓型患者更要注意。椎动脉型颈椎病患者进行侧转和旋转运动易压迫椎动脉而加重眩晕症状,所以椎动脉型眩晕症状明显或伴有供血不足时,侧转和旋转动作宜少做、慢做,甚至暂时不做。手术以后,因恢复和愈合的基本条件之一是局部安定制动,故在术后3个月内忌作过多的颈部体操,尤其是做过颈椎前路椎体间及后路大块骨片架桥植骨和人工关节植入的患者,更不宜进行锻炼。

不能采用体疗较为明确的指标有:①发热38℃以上;②静息时脉搏每分钟超过100次;③舒张压大于120毫米汞柱,并有自觉症状;④收缩压低于100毫米汞柱,伴有自觉症状;⑤心功能不全,有心源性哮喘、呼吸困难、全身水肿、胸腹水;⑥近期(10日内)有心肌损害发作;⑦严重心律失常;⑧在静息时有心绞痛发生;⑨体质特别虚弱。

## 误区 122. 颈椎病患者可以超生理范围运动

有些颈椎病患者的病情通过锻炼就能得到有效缓解,但是一些患者恢复心切,不是按照病情需要来进行切实可行的功能锻炼,而是做了大量非生理范围运动,结果导致肌肉及筋膜的进一步劳损,而且因为过度运动,对颈椎产生过度牵拉引力,使颈椎更容易发生骨质增生,加重病情,甚至形成新症状。故而颈部的锻炼一定要适当,最好在医生指导下进行,以达到锻炼的目的。

## 误区 123. 颈椎病康复治疗无原则

颈椎病的康复治疗是有基本原则的,具体有以下几点。

(1)任何治疗手段均应符合颈椎的解剖特点、生物力学基础。

(2)任何类型及程度的颈椎病,都可以有选择性地应用康复治疗方法。

(3)康复治疗可采取综合治疗的方法,如牵引、推拿、物理疗法、针灸等方法综合应用,能起到相辅相成的作用。

(4)一旦康复治疗效果不佳,症状仍较严重,患者应及时去医院就诊,必要时可采取手术疗法。

(5)颈椎病手术治疗前后,不可忽视康复治疗和其他非手术治疗的作用。

(6)休息也是康复疗法的一个重要手段。

(7)在康复疗法的治疗过程中,一旦发生症状加重等情况,应暂时停止治疗,重新进行全面检查,分析造成病情加重的原因,调整治疗方案。

**知识窗**

### 颈椎病的自我疗法

(1)休息:这是任何伤病康复的首要条件。

(2)制动:无论是何种类型的颈椎病,颈椎椎节局部相对制动是其恢复的基本要素之一。

(3)保持颈部姿势:颈部的姿势不仅对颈椎病的发生和发展至关重要,而且在很大程度上还影响治疗的效果。

# 颈椎病的日常生活误区

## 误区 124. 颈椎病的饮食保健无讲究

颈椎病不像冠心病、高血压、糖尿病等病与饮食有密切的关系。因此,颈椎病患者在饮食上没有特殊的禁忌,但也应注意摄取营养价值高、富含维生素的食品,以达到增强体质,延缓衰老的目的。颈椎病患者尤其应多食含维生素C的食品,如新鲜的水果,蔬菜等,测试研究表明,维生素C具有增强人体免疫力和抗衰老的作用,对防止颈椎病进一步发展有很大的帮助。

颈椎病以中老年为多,饮食宜清淡、易消化,忌油腻厚味、辛辣刺激之品。视力模糊、流泪者,宜多食含钙、硒、锌类食物,如豆制品、动物肝、蛋、鱼、蘑菇、芦笋、胡萝卜;高血压者,多吃新鲜蔬菜和水果,如豆芽、海带、木耳、大蒜、芹菜、地瓜、冬瓜、绿豆。

## 误区 125. 颈椎病患者无需注意调养

调养是颈椎病患者康复的重要环节。

(1)注意改善不良的睡眠习惯:一个良好的睡眠体位,既能维持整个脊柱的生理曲度,又能使患者感到舒适,还可使全身肌肉松弛,消除疲劳,调整关节的生理状态。

(2)固定工作姿势的改善:对于低头工作或头颈部固定在一定姿势下工作的人,首先要使案台与坐椅高度相称,自身尽量避免过度低头屈颈,桌台可适当高些,勿过低,半坡式的斜面办公桌较平面桌更为有利。其次,避免长时间保持一种姿势。当保持一种姿势较长时,应适当活动下,以缓解肌肉的疲劳。

（3）注意感染的影响：咽喉部炎症及上呼吸道感染是常见的呼吸道疾病，而这类炎症一旦经淋巴系统向颈部及关节囊扩散，往往成为颈椎病的原因或诱因。因此，控制各种上呼吸道炎症，预防感冒，保持口腔清洁，也是预防颈椎病的措施之一。

（4）颈部保暖：颈部受到寒冷刺激会使肌肉血管痉挛，加重颈部板滞疼痛。在秋冬季节，最好穿高领衣服；天气稍热，夜间睡眠时也应注意防止颈肩部受凉；炎热季节，空调温度不能太低。

（5）避免损伤：颈部的损伤会诱发本病。如体育比赛、坐车，尤其是乘坐较快的车时，遇到急刹车，头部向前冲，会发生"挥鞭样"损伤，因此，要注意不要在车上打瞌睡，坐座位时可适当地扭转身体，侧面向前；颈椎病急性发作时，颈椎也要减少活动，尤其要避免快速的转头，必要时用颈托保护。

## 误区 126. 休息对治疗颈椎病并不重要

休息是治疗颈椎病最基础、最重要的治疗方法，因为休息具有以下 4 个方面的作用。

（1）卧床休息，可消除颈椎间盘因机体重力所受到的纵向压迫，这是消除颈椎间盘劳损的一个直接措施。

（2）休息可以松弛颈项肩部和全身的肌肉，有利解除肌肉的痉挛，从而减轻对颈椎间盘、神经根、血管以及肌肉本身持续性的压迫，进一步有利地消除组织的水肿和炎症。

（3）休息可以放松机体神经的过分紧张，使神经系统对治病因素的反应得到最好的调节。

（4）休息可以调节机体的抵抗力水平。

## 误区 127. 颈椎病患者休息时无注意事项

休息包括绝对卧床休息和非绝对卧床的劳逸结合式的休息。一般需要注意以下两点。

(1)颈椎病的正确休息时间:颈椎病急性发作患者,要绝对卧床休息2～3周,或另外遵照医生的嘱咐。但卧床时间不宜过长,以免发生肌肉萎缩、组织粘连、关节粘连等变化,阻碍颈椎病的恢复。所以颈椎病的间歇期和慢性期,应适当参加工作,不需长期休息。

(2)颈椎病的正确休息体位:头颈保持自然仰伸位最为理想,腰背部平卧于硬板床上,或以硬板为底,再垫以席梦思床垫,两侧膝、髋关节略微屈曲,如此,可使全身肌肉、韧带及关节获得最大限度的放松与休息。

对不习惯仰卧者,也可以采取侧卧位,但头颈部及双下肢,仍应保持此种姿势。枕头不宜放在头顶部,以放置在枕颈部后方为好。

## 误区 128. 寝具对颈椎病患者无助

寝具对颈椎病的防治是很有帮助的。

(1)颈椎病患者的床:从颈椎病的预防和治疗角度来看,如果床铺过于柔软,可造成由于人体重量压迫而形成中央低、四边高的状态。这样,不仅增加了腰背部卧侧肌肉的张力,而且也势必导致头颈部的体位相对升高。常年如此,就会导致局部肌肉韧带平衡失调,从而直接影响颈椎本身的生理曲线。因此,选择什么样的床铺对颈椎病的预防和治疗是十分有帮助的。

(2)颈椎病患者的枕头:枕头是维持头颈"正常"位置的主要工具。这个"正常"位置是指维持头颈段本身的生理曲线。这种生理曲线既保证了颈椎外在的肌肉平衡,又保持了椎管内的生理解剖状态。枕头还可以对头颈部起到相对制动与固定作用,可减少睡眠中头颈部的异常活动。

知识窗

## 颈椎病用什么样的枕

枕头的形状以中间低,两端高的元宝形为佳。枕头不宜过高或过低,以生理位为佳,一般讲,枕头的高以8～15厘米为宜,或按公式计算:(肩宽一头宽)/2。枕蕊常用的有:①荞麦皮,价廉,透气性好,可随时调节枕头的高低。②蒲绒,质地柔软,透气性好,可随时调节高低。③绿豆壳,不仅通气性好,而且清凉解暑,如果加上适量的茶叶或薄荷则更佳,但主要用于夏天。

## 误区 129. 颈椎病患者与睡什么床无关

颈椎病患者除了要选好枕头之外,还应选好床铺。

(1)棕绷床:透气性好、柔软、富有弹性,比较适合颈椎病患者的使用。但要注意的是,随着使用时间的延长,编织的棕绳逐渐松弛,它的弹性就逐渐减弱,而不再适宜颈椎病患者。因此,使用棕绷床间隔3～5年后就应更换棕绳,以增强弹性。

(2)席梦思床垫:随着生物力学的发展,国外已生产出根据人体各部位负荷大小的不同和人体曲线的特点,选用多种规格和弹性的弹簧合理排列的席梦思床垫。这种床垫放在床板上,可起到维持人体生理曲线的作用。因此,也较适宜颈椎病患者,但价格略偏贵。

(3)火炕:是我国北方寒冷地区农村常用的床铺。炕加温后,不仅可以抗寒冷,而且可有类似于热疗的效果,有利于对痉挛与疼痛的肌肉、关节起到放松和缓解的作用,并在一定程度上起到缓解颈椎病症状的作用。

(4)木板床:使用较多,可维持脊柱的平衡状态。若被褥铺垫松软合适,也有利于颈椎病患者,并且较为经济实惠。

(5)气垫床、沙床、水床：是国内外较为新颖的产品，分别采取在床垫内通过气体、沙、水的流动而不断调整患者躯体的负重点的方法，使人体各部符合正常的生物力学要求，保持颈椎、腰椎等的正常生理曲线。但由于价格极其昂贵，目前仅有个别大医院作为治疗床使用。

## 误区 130. 颈椎病患者在工作中没有注意事项

颈椎病患者在工作中要注意以下几点。

(1)工作中应该避免长时间吹空调、电风扇。

(2)尽量不要参加重体力劳动，平常注意保护颈部，防止受伤。

(3)注意头颈部体位的调整，劳逸结合。工作一小段时间后，抬起头并向四周各方向适当地轻轻活动颈部，不要老是让颈椎处于弯曲状态。还可以每隔半小时左右休息稍许，抬头让双眼远视，同时头颈略向后仰半分钟，或将头枕靠在椅背上。

(4)对于已经出现颈椎病症状的患者，应当减少工作量，适当休息。症状较重、发作频繁者，应当停止工作，绝对休息，而且，最好能卧床休息。

## 误区 131. 颈椎病患者不需要心理调治

颈椎病患者，特别是患病时间较长的患者，易在日常生活中产生急躁情绪和不悦心理，这对颈椎病的防治会产生不利影响。因此，颈椎病患者保持良好的情绪特别重要。

下面简单介绍几种保持心情愉快的方法。①心胸开阔，凡事不要斤斤计较，宽厚为怀，养成以乐观的心态去对待事物。②培养广泛的兴趣，阅读、听音乐、从事体育运动，让你的生活充满乐趣。③主动与人沟通。人无法脱离社会，在人类互相交往中，就得到别人的帮助、安慰和理解，可以找到内心的平静。相反，凡是不愿和人来往的人就会感到孤独。

## 误区 132. 颈椎病没有什么自我保健

颈椎病的自我保健主要有以下几方面。

(1)家庭中行颈椎牵引治疗:在床头装一套牵引架,坐位或卧位均可,从半公斤每天半小时开始,逐渐增加到 6 公斤左右,每天牵引 1 小时,连续 10 天为 1 疗程,每个疗程后休息 2~3 天,再重复 1 疗程。此方法不适用于脊髓型。

(2)围领:用硬纸板剪成高领,外包绒布或小毛巾,加以布带或粘膏固定,以限制颈部活动。

(3)伸颈锻炼:每天晨起在阳台上作伸颈锻炼,每次 15~30 分钟。其方法是:①尽量将颈伸直,目视前方,头位正中;②抬头挺胸收腹,作深呼吸运动;③两足分开,距离如两肩,平放着地;④两手交叉于背,半握拳,尽量将臂伸直,下压;⑤如感头颈难受,只能稍稍作前后、左右活动,最好不作旋转运动;⑥结束后作小跑步或原地踏步 5 分钟。

(4)按摩、推拿:①用电动按摩器自己按摩颈部及有关穴位;②自我搓揉按摩颈椎颈肌紧张处;③家人帮助作穴位按摩或旋转按摩,早期很有帮助。按摩、推拿手法要轻柔,让患者充分放松颈部肌肉,注意勿发生意外。多次推拿不好的应停止,以免加重病情。

(5)局部应用蜡疗或热水袋热敷。

(6)针灸或埋耳针,须在医师指导下进行。

(7)用大活络丹,维生素 $B_1$、$B_2$,呋喃硫胺,ATP,消炎痛,硫胺软骨素或阿司匹林治疗,以减轻症状。

(8)如反复发作颈性眩晕,外出时要注意,避免攀高或作危险动作。

(9)饮食宜清淡无刺激性。

(10)症状较重、发作频繁者,适当休息,减轻工作量,停止发作一个月,方可逐渐恢复工作。

(11)避免感冒、防寒及防热。

(12)戒烟酒、浓茶及浓咖啡。

通过上述的自我调养,颈椎病能得到明显的缓解,可使患者的生活质量得到很大的提高。

## 颈椎病的预防误区

**误区 133. 轻视颈椎病的预防**

颈椎病是由于不健康的生活方式所致，预防起来并不难。现在医学上已证实与颈椎病相关的危险因素有：环境温度和湿度、吸烟史、急性和慢性咽部感染史、软床高枕、每天平均持续低头工作超过 4 小时等。健康人群应把预防重心前移，特别是青少年和中年人群要避免患病的高危因素，做好自我防护十分重要。

**误区 134. 预防颈椎病没有重要措施**

颈椎病的预防措施有以下几点。

（1）及时活动头颈项部：头颈相对固定或仅向一个方向不断转动，且长时间持续工作的人，易引起椎间隙内压改变，使张力较大一侧的肌肉疲劳，从而引起颈椎的内外平衡失调而发生颈椎病或使原有颈椎病加重。为此，当这类人或患者在其头部向某一个方向需要长时间固定或不断向一个方向转动时，在其固定或转动的间隙增加其相反方向的转动，如伏案工作者，在伏案工作 30 分钟时，可将头向后多仰数次，或将头左右旋转，再向另一相反方向转动、后仰数次，工作、学习和颈部活动的时间间隔长短可酌情而定，但不宜超过 30 分钟，如此锻炼有利于颈部保健，可消除颈项肌肉疲劳，维持颈肌的平衡。

（2）间断远视：当长时间近距离看物，尤其是伏案工作者，既影响颈椎，又易引起视力疲劳。为此，每当伏案一段时间后，应抬头远视半分钟左右，待眼睛疲劳消退后再继续学习或工作。

（3）配置高低适度的工作、学习台：学习桌面或工作台面高低一定要适度，过高则使头颈部呈仰伸状，过低则颈部呈屈曲状，均不利于颈椎的内外平衡，尤其是后者在日常工作、学习中最为多见，必须加以调整。其原则是，以头、颈、胸部保持正常生理曲线为标准，这一点对已患颈椎病者尤为重要。学习、工作台椅的高低要根据个人身材高低加以调整。目前市场上出售的椅子均属标准件，其高度并不适合高低不等身材人群，因此，凡身高在1.8米以上或1.6米以下者，均应通过椅子的高低来调整学习、工作台面。对需长期伏案工作的人员或颈椎病患者，可配备斜面台板、工作板或斜位阅读板，以减少屈颈程度。

（4）增加间断活动：任何工种都不应当长时间固定于某一种姿势，工作时间较长者，应做颈椎活动工间操，以保护颈椎。至少1～2小时应全身活动及颈部活动5～8分钟。每人可根据自己的实际情况采取相应的活动方式，这样不仅对颈部，而且对整个脊柱，乃至全身的骨关节系统均有裨益。①室内、室外活动均可。②活动形式多样。颈部活动以前屈、后伸、左右侧屈和左右旋转为宜。全身活动可做各种工间操、太极拳、哑铃操、散步等。③量力而行，循序渐进。做颈部和全身活动，因其形式不同，其速度、强度及活动范围各不相同，个人均应根据自己的实际情况，如年龄、体质、全身状态、职业特点、爱好等量力而行，循序渐进，切勿操之过急，以防发生意外。④头颈活动适度为佳。由于颈椎病属退行性变，过频、过大、用力过猛的活动必然加剧其病理改变，并诱发各种症状，用力、活动时间以适量为度。⑤预防慢性劳损。

（5）保持良好的生活体位与姿势：生活的不良体位与姿势是形成颈项部慢性劳损和颈椎病的主要原因之一。生活中保持良好的体位与姿势，对颈椎病预防显得尤为重要。因此，应避免长时间低头看书、打牌、打麻将和长时间坐位，或卧位侧头看电视。从早晨起床、穿衣、刷牙、洗脸、整理家务、打扫卫生、摆放东西、取物、接打电话，到炒菜、吃饭以及睡眠和其他各项活动，均应保持正确的姿势和体位，才能预防和减少颈椎病的发生。

（6）养成正确的工作、学习姿势，防止长时间低头学习和工作。

（7）养成良好的生活习惯：要按时作息，早睡早起，劳逸要适度。睡眠应枕高低合适的枕头，避免枕头太高，使颈部过度弯曲。同时，不要躺着看书、看电视。

（8）避免冷刺激：强烈的冷刺激可能使血管剧烈收缩，不仅会导致颈椎病，还有可能引发其他疾病和意外。

（9）积极参加体育锻炼，尤其是坚持做颈椎保健操。

## 误区 135. 颈椎没有预防保健方法

颈椎的预防保健是很重要的，常见的有以下几条。

（1）后颈牵拉：以双手用力将头向前下拉，尽量使下巴贴胸口，至后颈部或肩胛部位有拉扯感为止。停留 15 秒再放松，重复 5 次。

（2）肩胛牵拉：将左手掌置于右肩，右手置于头顶，右手用力将头向右前下方拉，至有拉扯感为止。停留 15 秒，再放松，重复 5 次。

（3）摩面：两手中指贴近鼻梁旁并轻按迎香穴，向上做擦脸动作，至额前，沿耳旁按摩至颌下，并轻轻按压耳垂周围，还原至鼻旁面颊。重复上述动作，共 12 次。

（4）梳头：双手自前额发际开始，至项后发际止，分三路，相当于按经络中阳明、太阳、少阳经的循行路线梳头。重复 4 次。

（5）提耳：双手拇、食二指指腹挤按耳轮中下 1/3 交界处及耳屏，各挤按 3 分钟。

（6）搓颈：以手掌沿颈后发际至第七颈椎棘突（大椎穴），自上而下揉搓颈后部肌肉，反复 12 次，两手交错各搓揉一遍。

（7）旋颈：即"米"字功。两手叉腰，令头颈项循低头、仰头、左旋、右旋、左下视、右上视、右下视、左上视等 8 个方向，呈"米"字形状旋转。

（8）甩手：即放松整理动作。双足分开，与肩等宽，两目平视，双肩及手臂自然下垂、前后、左右各甩 12 次。

(9)前俯后仰:双手叉腰,先抬头后仰,同时吸气,双眼望天,停留片刻。然后缓慢向前胸部位低头,同时呼气,双眼看地。

(10)举臂转身:先举右臂,手掌向下,抬头目视手心,身体慢慢转向左侧,停留片刻。在转身时,要注意脚跟转动 45°,重心前倾,然后身体再转向右后侧,旋转时要慢慢吸气,回转时慢慢呼气。

(11)左右旋转:双手叉腰,先将头部缓慢转向左侧,吸气,让右侧颈部伸直后,停留片刻,再缓慢转向左侧,同时呼气,让左边颈部伸直后,停留片刻。

(12)提肩缩颈:注意缩伸颈时慢慢吸气,停留时要憋气,松肩时尽量使肩颈部放松。反复做 4 次。

(13)左右摆动:头部摆动时需吸气,回到中位时慢慢呼气,肩、颈部要尽量放松,动作以慢而稳为佳。

(14)波浪屈伸:下颌往下前方波浪式屈伸,在做该动作时,下颌尽量贴近前胸,双肩耸起,下颌慢慢屈起,胸部前挺,双肩往后上下慢慢运动。

要注意的是,上述动作要缓慢、协调、循序渐进,不可冒进,以免对脊椎造成更大伤害。

## 误区 136. 预防颈椎病不需要从孩子做起

治疗不如预防,让孩子养成良好的生活习惯很重要,以免日后颈椎病来找麻烦。

(1)要让孩子保持正确的学习姿势。坚持头离桌一尺,胸离桌一拳,手离笔尖一寸。躺着看书等增加脖子负担的习惯一定要纠正。

(2)要让孩子养成良好的坐姿。尽可能保持自然的端坐位,头部略微前倾,保持头、颈、胸的正常生理曲线;尚可升高或降低桌面与椅子的高度比例,以避免头颈部过度后仰或过度前屈;定制一个与桌面呈 10°~30°的斜面工作板,更有利于坐姿的调整。

（3）要让孩子养成学习或看电视间断休息的习惯。应在1~2小时左右，有目的地让头颈部向左右转动数次，转动时应轻柔、缓慢，以达到该方向的最大运动范围为准；或行夹肩运动，两肩慢慢紧缩3~5秒钟，而后双肩向上坚持3~5秒钟，重复6~8次；也可利用两张办公桌，两手撑于桌面，两足腾空，头后仰，坚持5秒钟，重复3~5次。每当学习过久后，应抬头向远方眺望半分钟左右。

（4）要让孩子多做运动，并加强日常营养。不爱运动又偏食的人骨髓本身的发育就会有很大障碍，所以，应该从小多做运动，尤其多做户外运动，让整个骨骼系统多接触阳光，对促进骨骼的发育有很好作用。

## 误区 137. 青年人无需预防颈椎病

目前颈椎病在青年患者中的比例逐渐上升，所以青年朋友也应该注意早做预防。

（1）平时多阅读有关颈椎病的书，掌握用科学的方法防治颈椎疾病。

（2）要保持乐观精神，树立与疾病艰苦斗争的思想，当发现颈椎病时，应配合医生治疗，减少复发。

（3）加强颈肩部肌肉的锻炼，在工间或工余时，做头及双上肢的前屈、后伸及旋转运动，这既可缓解疲劳，又能使肌肉强健，韧度增强，从而有利于颈段脊柱的稳定性，增强颈肩顺应颈部突然变化的能力。

（4）避免高枕睡眠的不良习惯，高枕使头部前屈，增大下位颈椎的应力，有加速颈椎退变的可能。

（5）注意颈肩部保暖，避免头颈负重物，避免过度疲劳，避免坐车时打瞌睡。

（6）及早，彻底治疗颈肩、背软组织劳损，防止其发展为颈椎病。

（7）劳动或走路时要防止闪、挫伤。

(8)长期伏案工作者,应定时改变头部体位,按时做颈肩部肌肉的锻炼。

(9)注意端正头、颈、肩、背的姿势,不要偏头耸肩,谈话、看书时要正面注视,要保持脊柱的正直。

## 误区 138. 颈椎病早防不了

目前来说,医学界还没有有效治愈颈椎病的方法,因此预防显得尤为重要。针对颈椎病的发病原因,上班族、学生族要尽早采取有效地预防措施,减低颈椎病的发病几率。

(1)长期伏案者,建议每工作一小时左右就要站起来做做操,活动四肢和颈椎,消除颈部肌肉痉挛。

(2)平时别忽略颈肩部的保暖,不要直接对着电风扇和空调吹,坐车时尽量不要打瞌睡,避免冲力损害颈部神经。

(3)不要使用太高的枕头睡觉,因为高枕头使头部前屈,会增大下位颈椎的应力,容易加速颈椎退变。

(4)勿趴着睡觉,这不仅伤背,也会伤及颈椎,胎儿的睡眠姿势最好,建议将双膝上弯至胸前。

(5)对于常常脖子痛的上班族,可以采用"昂首问天"的锻炼方法:双手交叉于头枕部,头用力向后仰,双手向前对抗,直致颈后部酸痛不可忍受,稍作休息后再次重复以上动作,可有效预防颈椎痛,每次坚持的时间越长越好。

(6)头部绕环动作。方法如下:双手叉腰,身体保持挺直,坐姿或站立都可。头部先沿着顺时针方向旋转,几分钟后再沿着逆时针方向旋转。注意旋转速度不可追求快,旋转的幅度可逐渐加大,也可以大、小幅度相结合。旋转次数可依据个人的承受程度自行确定,不要勉强。

(7)头部水平转动,即向左看、向右看。方法为:双手叉腰,身体保持挺直,坐姿或站立都可。头部向左看后复原,再向右看后复原,反复进行。要注意身体保持正前方,不可转动身体,可根据个人情况逐渐增加次数。

(8)仰头、低头练习。方法为:双手叉腰,身体保持挺直。头先向后仰(仰面朝天),然后恢复到正直,再低头,再恢复到正直,反复进行。

(9)头侧倒练习。方法为:双手叉腰,身体保持挺直。头先向左侧倒,然后头回到正直,再向右侧倒,再恢复到正直,反复进行。

(10)头部写字运动。用头做写字动作,这样可以使头部做多样化的活动,使颈椎在各种不同的动作中得到锻炼。比如用头写"天下太平",也可以写别的字。

(11)站桩练习。背靠墙站,头、肩、臀、脚跟四点一线紧贴墙壁,这时头用力向上顶,肩做下沉动作,保持不动,可根据个人情况保留一段时间。最初练习不少于1分钟,然后逐渐加长时间,这个动作等于做不用外力的自我牵引,长期锻炼对颈椎病的预防及治疗有意想不到的效果。

通过以上注意事项,再加上合理的保健按摩方法,就可以预防、减缓或消除颈椎疾病。

## 误区139. 从身边小事做起不能预防颈椎病

预防颈椎病的原则很多,但在日常生活中,我们通过以下的身边小事就能达到预防的作用。

(1)纠正不良坐势:最早期的预防措施应该从纠正不良姿势做起。长时间伏案工作、打牌、打麻将、低头操作、卧位看书、看电视等,均会改变颈椎的正常曲度,导致颈部组织的慢性劳损。因此应注意看物体时要正面注视,保持脊柱的正直,不要偏头。在工作和学习时,每隔10分钟应活动颈部,做仰头或左右转头活动,每间隔1～2小时就应该自由伸展四肢3～5分钟。年轻白领、有车族和长期从事文案工作的人员,要尽可能多动少静,多走少坐。边接电话边办公的不良习惯,更易引起颈部肌肉张力不平衡,产生疲劳,同时也是第二天早起时落枕的罪魁祸首。当颈部感到酸痛或肩背、上肢有放射痛时,可自我牵引颈部改善症状,方法为:双手十指交叉合拢置于枕颈部,将头后仰,双手逐渐用力向头顶方向持续牵引 10 秒钟左右,连续3～5 次。

(2)纠正不良睡姿,科学用枕:人每天有 1/3 时间卧床,在睡眠期间,颈肩部肌肉都处于较放松状态,因此,不良的睡姿如俯卧位会使颈椎间韧带紧张,长时间的不良睡姿会加速颈椎的劳损甚至发生关节错位,如落枕,长期的慢性劳损会发展为颈椎病。因而正确的睡姿尤为重要,应以仰卧为主,侧卧为辅,仰卧位和(或)左右侧卧位交替睡眠。

(3)纠正不良工作体位:①定期改变头颈位置。在工作时,当头颈部需向某方向屈曲并持续 30 分钟以上时,应每隔 10～15 分钟向反方向转动,并重复数次。这样,既有利于颈椎保健,又可解除疲劳。②定期远视。长期低头工作者,应在屈颈一段时间后抬头远视 30 秒左右,待眼疲劳恢复后再继续工作。③描图、绘图者调整工作台的高度与倾斜度(一般为 10°～30°),原则上使头、颈、胸保持正常的生理曲线为宜,尤其是有颈椎病患者,切忌过屈过伸。④积极开展工间活动。一般情况下至少第 2 小时能够全身活动 3～5 分钟。⑤矫正生活的不良习惯,进一步降低颈椎病的发生率。

(4)加强颈部锻炼,避免外伤:加强颈部肌肉的锻炼,增强颈部的稳定性,避免头颈部外伤也是预防颈椎病的措施。颈部的肌肉、韧带对颈椎起着重要的固定和保护作用,是天然的"围领"。"围领"的强壮是预防颈部外伤的先决条件,因此可以选择一些全身及颈部运动的锻炼方法,如慢跑、瑜伽、颈部保健操等。

(5)留意天气变化,注意保暖:受凉会引起颈部肌肉的痉挛或小关节的紧张,因此应避免潮湿和寒冷的环境。气候变化时应注意保暖,防止受凉,避免长时间处在空调环境下或电风扇直接持续地吹向身体,尤其是头颈部。

(6)饮食调节。由于颈椎病是椎体增生、骨质退化疏松等引起的,所以颈椎病患者应多吃富含钙、蛋白质、维生素 B 族、维生素 C 和维生素 E 的食物。其中钙是骨的主要成分,以牛奶、鱼、猪尾骨、黄豆、黑豆等含量为多。

(7)有研究表明,长期压抑感情、遇事不外露、多愁善感的人易患神经衰弱。神经衰弱会影响骨关节及肌肉的休息,长此以往,颈肩部就会疼痛,易患颈椎病。所以,除了平时保持正确的颈椎姿势、抬头挺胸外,保持乐观向上的好心情也是很重要的。

### 误区 140. 纠正不良体位不能预防颈椎病

纠正工作中的不良体位,对预防颈椎病是十分重要的,尤其是对那些长期从事会计、写作、编校、打字等职业的人。长期低头工作,使颈椎处于长时间的屈曲位或某些特定体位,这样不仅使颈椎间盘内所承受的压力较自然仰伸位高,而且也使颈部肌肉处于长期非协调受力状态,颈后部的韧带和肌肉易于受牵拉而劳损,椎体前缘相互磨损而致骨质增生,再加之扭转、侧屈过度,则更会导致损伤。因此,办公室工作人员,为预防颈椎病,应及时采取下列措施。

在坐姿上,要尽可能保持自然端坐位,头部保持略微前倾;调节桌、椅之间的高度比例,避免头颈部过度后仰或前倾、前屈,使头、颈、肩、胸保持正常生理曲线;描图、绘图等职业的工作人员,可通过调整工作台的倾斜度来达到目的,一般可倾斜 10°～30°。这种倾斜的工作台板较调节坐椅和台面的高度更为有效。

由于职业需要,头颈部常向某一方向转动或相对固定(特别是前屈或左、右旋转),应当在工作一段时间后,一般在 1～2 小时,让头部颈向另一方向转动。因为这种相对固定和常向颈部的某一方向转动,不仅可以直接引起椎间盘压力的改变,而且还导致张力较大,一侧的肌肉疲劳。因此,注意改变这一不良体位是必要的。进行相反方向转动时宜轻柔、缓慢,在短时间内重复数次,以达到该方向的最大运动范围为佳。这既有利于缓解颈椎的压力和负荷,又可消除疲劳感,从而达到颈椎保健的目的。

在工作休息的时候,可向远方眺望片刻,并根据自身条件和工作环境,选择一些颈椎病医疗体育的动作,进行头颈部的锻炼,以消除疲劳,防止劳损。

## 误区 141. 正确的立行不能预防颈椎病

常常坐着又很少运动的人,应注意正确的站姿、走姿。

站立时全身从脚心开始微微上扬,即收腹挺胸;双肩撑开稍向后展;双手微微收拢,自然下垂;下颌微微收紧,目光平视;后腰收紧,骨盆上提,腿部肌肉绷紧,膝盖内侧夹紧,使脊柱保持正常生理曲线。

行走时双手微微向身后甩,双腿夹紧,双脚尽量走在一条直线上。走路时脚跟先着地,脚掌后着地,让胯部随之产生一种韵律般的轻微扭动。

## 误区 142. 办公族不能避免颈椎病

办公族通过以下方法也是可以预防颈椎病的。

(1)每工作 45 分钟便休息一下,眼望远方,让颈部回复放松的状态,并慢慢旋转颈部。休息时间不一定很长,但可令颈部从原来的状态释放出来,不至于过度疲劳。坐姿上尽可能保持自然的端坐位,保持正常生理曲线。通过升高或降低桌面与椅子的高度比例,调整最适合自己的体位。如果有条件,不妨设一块与水平线呈 $10°\sim30°$ 的斜面工作板,如同画板一般,在这块斜板上进行写字工作,同样有利于保护颈部。

(2)睡觉时,枕头和床的选择都很重要。枕头不宜过高或过低,要以个人的生理位为佳,宽度应达肩部,使颈椎受到承担,得到充分休息。

（3）在办公室里如果颈部感到疲劳，最简单的方法是两手的手指互相交叉，放在颈部后方，来回摩擦颈部，令颈部的皮肤有发热的感觉。可以连续摩擦 36～81 次，颈部发热后，会有很放松和舒适的感觉。

在办公场所，除了可练颈椎病哑铃操和徒手体操外，还可利用办公室内的一些物品，进行其他的颈部放松活动。如站立后，两肩慢慢紧缩（夹肩）3～5 秒钟，然后两肩向上，坚持 3～5 秒钟，重复 6～8 次，以放松背部肌肉；接着进行头颈部各方向的摆动，重复数次，以放松颈部。另外，可坐在椅子上，对头颈部进行自我按摩，具体方法可参见有关颈椎病自我按摩部分。亦可利用两张办公桌，两手撑着桌面，两足腾空，两肘支撑全身，头往后仰，坚持 5 秒钟左右，重复 3～5 次。

上述动作可根据需要及个人情况自行掌握，一般每日可进行 1～2 次，尤其是工作繁忙之际，在持续工作 1～2 小时后，用上数分钟活动活动，松弛一下疲劳的颈部。

## 办公族桌面设备及摆放

（1）鼻子、键盘中线、显示器中线位于一条直线上，减少身体的扭曲。

（2）键盘和鼠标尽量放置在显示器与前胸部之间的位置内；鼠标与键盘在同一水平面，同时尽量靠近中轴线的位置，切勿摆放太远。

（3）在录入文档时，尽量采用文件夹，将文档竖立固定在与显示器同一水平面。

（4）接电话时，用肩膀和头部夹着电话的姿势，对颈肩肌肉的伤害都是很大的，如果工作中接听电话的时间很多，可采用耳麦式电话。

## 误区 143. 电脑工作者没有预防颈椎病的好方法

(1)每天上班前,做一次颈项牵拉。先做立正姿式,两脚稍分开,两手撑腰。练习时头、颈向右转,双目向右后方看;头颈向左转,双目向左后方看;还原至预备姿式;低头看地,以下颌能触及胸骨柄为佳;还原。动作宜缓慢进行,以呼吸一次做一个动作为宜。左右交替运动。

(2)中午休息时,可以做一个简易的"回头看"脖颈运动。预备姿势同上,练习时头、颈向右转,双目向右后方看;还原至预备姿势;头颈向左转,双目向左后方看;还原。动作要配合呼吸,缓慢进行。

(3)下午下班前,脖颈僵硬,"回头望月"是不错的选择。预备姿势同上,练习时头颈向右后上方尽力转,上身也随同略向右转,双目转视右后上方,仰望天空;还原至预备姿势;头颈向左后上方尽力转,上身也随同略向左转,双目转视左后上方,仰望天空;还原。呼吸一次做一个动作。

## 误区 144. 常年驾车者没有预防颈椎病的好方法

当人开车时,颈、腰部承受的压力最大,在长时间紧张压迫的状态下,颈椎长期保持固定姿式,颈肌易痉挛僵硬,血液回流不畅,颈、腰部产生的乳酸难以排泄(一般人还没有开完车后洗个热水澡的习惯),所以容易导致肌肉劳损,椎间盘退变,引发颈椎病、腰间盘突出等病症。

首先要改变坐姿,坐的时候腰部选择合适的位置,最好能自制一个腰部的靠垫,支撑一下,使腰部不那么容易产生疲劳;其次尽可能缩短坐的时间,回家后不要继续坐着,可适当地躺一会儿;也可以经常做一些腰部锻炼,比如说游泳,以锻炼背部肌肉;还可以练习"燕子飞"(趴在床上,头和脚翘起来)等锻炼。

建议已有颈椎病的患者不要开长途车,新手司机更应做好预防颈椎病的措施,可将座椅调到合适的位置,使整个脊椎的四个生理弯曲能充分依附在座椅靠背上。驾驶者应尽可能避免长时间开车,趁休息时做几节体操,放松颈部和腰部。自我按摩腰肌,用两个拳头指掌关节横向擦推和纵向抚摩腰肌30～50次。

## 误区 145. 简单运动不能预防颈椎病

(1)轻松慢跑:生活无处不健康,早晨起床、中午休息、下班回家,随时随地都可以来个轻松慢跑,不紧不慢,要的是享受这慢跑的浪漫,深深地呼吸着户外的新鲜空气,进入一种忘我的境界,什么颈椎病、腰痛统统都被跑掉了。

(2)极目远眺:长期低头伏案、工作学习了一个小时后,不忘目远眺,做做颈保健操和眼保健操,看看天际的青山绿水,既放松了脊椎又放飞了思想,实在是个一举两得的好方法。

(3)常伸懒腰:累了、疲乏了,你都不用从座位上站起来,兴之所至的伸个懒腰,实在是人间一大美事,舒服得每块骨头都酥掉了。

(4)破浪蛙泳:当然在自由泳、蝶泳、蛙泳等各种游泳中蛙泳对脊柱系统是最好的,能全面锻炼颈椎、胸椎、腰椎、骨盆及四肢系统,实在是一项全能的锻炼方法,能坚持每天早晨游泳半小时左右最好。

## 误区 146. 多做头颈部运动不能预防颈椎病

头颈部运动对于颈椎病的预防是有很大帮助的。

(1)伏案或注视电视一次不要超过45～50分钟,到时间就要及时起身运动运动。

(2)每天坚持做1～2次头颈部运动,包括前屈、后伸、左右旋转运动,这样可预防颈椎间隙变窄及生理曲度的变直。

(3)不要高枕而睡。俗话说"高枕无忧",但实际上却是"高枕高忧"，高枕会造成颈椎生理曲度消失、变形而诱发颈椎病。

（4）防止猛回头等颈部的突然运动。

## 误区 147. 伸颈不能预防颈椎病

伸颈运动可以改善颈部肌肉韧带的血供，使血液循环加快，使肌肉韧带更加强壮，使骨密度增加，预防骨质疏松，从而减少颈椎病的发生；还能使胸部、腹部及内脏得到锻炼。

活动的准备姿势：或站或坐，双脚分离与肩同宽，两手臂放在身体两侧，指尖垂直向下（坐时两手掌放在两大腿上，掌心向下），眼平视前方，全身放松。活动方法如下：①抬头缓慢向上看天，要尽可能把头颈伸长到最大限度，并将胸腹一起向上伸（不能单纯做成抬头运动）。②将伸长的颈慢慢向前向下运动，好似公鸡啼叫时的姿势。③再缓慢向后向上缩颈。④恢复到准备姿势。

注意：每做 1 次（①～④）连续运动约需 1 分钟；向上伸颈和向后缩颈都要挺胸收腹；结合每人不同情况每天可做数遍，每遍可做数次。

## 误区 148. 经常耸耸肩不能预防颈椎病

经常耸耸肩也是能预防颈椎病的。正确的方法是，首先头要正直，挺胸拔颈，两臂垂直于体侧，然后两肩同时尽量向上耸起（注意，不是缩颈）。让颈肩有胀感。两肩耸起后，停 1 秒钟，再将两肩用力下沉。一耸一沉为 1 次，16 次为 1 组。每天早晚坚持做 3～5 组。当然也可以随时随地做，一有空就做。但每天累计总数应力求达到100～120 次。耸肩，既能让肩的自身得到活动，又能用肩去按摩颈椎，使颈肩部的血流畅通，从而起到舒筋活血的作用。

## 误区 149. 放风筝不能预防颈椎病

放风筝,是一项能够防治颈椎病的运动,特别适合中老年人。

放风筝时,挺胸抬头,左顾右盼,可以保持颈椎、脊柱的肌张力,保持韧带的弹性和脊椎关节的灵活性,有利于增强骨质代谢,增强颈椎、脊柱的代偿功能,既不损伤椎体,又可预防椎骨和韧带的退化。

放风筝还是一项综合性的体育运动。有跑有停,有进有退,或坐或立,要求躯干、四肢动作协调、连贯、自然,几乎全身的骨骼和肌肉都要参与。经常放风筝,还可以使手脚灵活,思维敏捷。

## 误区 150. 游泳不能预防颈椎病

游泳是一项全身运动,上肢、颈项部、肩背部、腹部及下肢的肌肉"全体"参与,能有效促进全身肌肉的血液循环。游泳特别是蛙泳进行呼气时要低头划行,吸气时头颈部要从平行于水面向后向上仰起,这样头颈始终处于一低一仰的状态,正好符合颈椎病功能锻炼的要求,可全面活动颈椎各关节,有效促进颈周劳损肌肉和韧带的修复;而且在游泳时,上肢要用力划水,可锻炼肩关节周围和背部的相应肌群。同时,人在水中划行时,水对人体产生的摩擦力及水对人体产生的压力,对人体各部位的肌肉,都能起到良好的按摩作用,这也可促进皮肤及肌肉的血液循环,增强细胞的代谢。由于人在水中无任何负担,不会对颈椎间盘造成任何损伤,也不会造成关节和肌肉的损伤。由此可见,经常游泳不但能有效防治颈椎病,同时对全身所有运动系统都有好处。

## 误区 151. 预防颈椎病不能做对抗性活动

对于希望预防颈椎病的人和轻度颈椎病的患者来说,对抗性活动就是最好的选择。简单来说,对抗性活动就是对自己日常经常做的动作"反其道而行之",抵消长期保持一个姿势对颈椎带来的不良影响。比如,经常伏案工作的人,可以稍微把电脑显示器垫高一些,使自己在用电脑时保持微微抬头的姿势。应注意的是严重颈椎关节错位,尤其是压迫到脊髓的患者,不适合进行以上的对抗性活动,以免进一步加重错位情况,甚至导致截瘫。

## 误区 152. 合适的枕头对预防保健作用不大

根据人体力学,枕头的形状,以中间低、两端高的元宝形最适合颈椎生理曲度。这种枕头可利用前方凸出部位来维持颈椎的生理曲度,从而达到预防保健的作用。

保健枕头必须具备下列条件:①当人仰卧时它能填满颈后与床铺之间的空隙,并有一定的弹性支撑力,在睡眠中能维护颈椎原有的"弯曲度";②当侧卧时它又能维持颈椎呈一条水平线,保持颈椎的生理特征。

## 误区 153. 落枕预防不了

落枕的预防,首先,要保持良好的睡姿,枕头高度为 5～10cm,最好与肩持平。其次,枕头要有弹性,枕芯可用谷物皮壳、木棉、中空高弹棉,并配以纯棉枕巾。过硬易产生疲劳感;太软起不到垫高的作用。第三,落枕后,自己可采用热敷法,每天用热毛巾在患处及周围敷上 2～3 次,并做适度的颈部运动。如果落枕后疼痛剧烈,活动严重受限,应到医院检查和治疗,以免贻误病情。

## 误区 154. 按摩足底不能预防颈椎病

(1)颈椎在足部的反射区:双足拇指指腹根部横纹处,双足外侧

第五趾骨中部(足外侧最突出点中部)。

(2)颈部肌肉反射区是:双足底趾后方的 2cm 宽区域。

按摩的具体方法是:用拇指指尖或指腹,也可用第二指或第三指的关节,以数毫米幅度移动。力度最初较轻,渐渐增强,以稍有痛感为宜。按摩时间可自选抽空进行,最好是每天早晚各一次,每次 10～30 分钟,坚持两周以后对一般颈椎病患者即可出现意外效果。

## 误区 155. 夏季预防颈椎病没有要点

夏季预防颈椎病要注意以下几点。

(1)空调环境中,避免温度过低,空调直吹。

(2)养成良好生活作息习惯,保证睡眠时间和质量。夏季天气短,尤其不要通宵熬夜。

(3)天热出汗后,不要直接对着风扇吹,或者用凉水冲洗,以免肌肉痉挛,诱发颈椎病。

(4)不要贪凉,在地上、凉枕上睡觉。

(5)适当参加体育锻炼,增强身体协调性,加大颈项肌肉力量,促进全身血液循环,提高身体抵抗力;预防炎症、感冒的发病,可有效减少颈椎病的发生。

## 误区 156. 冬季颈部保暖不能预防颈椎病

天气变冷后,人们忘不了加些保暖内衣裤,却往往忽视了颈部保暖,实际颈部保暖可以有效预防颈椎病的发生。天气变冷以后,暴露在外的颈部肌肉的血液循环缓慢,常可导致局部发生肿胀。因此,在寒冬也要注意颈部保暖。

颈部保暖除了白天在颈部围围巾外,晚上还可以用热水袋在颈部外敷,也可以用中药,如加防风、白皮、透骨草、丹参、红花、丁香、肉桂等药煎水,颈部外敷,以增加局部血液循环,使损伤组织的血液供应增加,代谢物排泄加快,局部肌肉弹性功能恢复,颈椎间隙相对增大,预防颈椎移位的发生,避免颈椎病症状的出现。当然,如果颈椎病症状已经出现,就应该积极到医院专科就诊治疗,避免发生严重的继发病变。

## 误区 157. 补钙对颈椎病的预防作用不大

由于颈椎病是一种退行性疾病,在 X 线等影像学检查时,常发现颈椎有骨质增生、骨质疏松,所以有骨质疏松症的老年人,口服钙片和促进钙质吸收药物是治疗骨质疏松症的常用方法。补钙是全身作用,可改善颈椎局部的骨质增生、退变。有颈椎病伴骨质疏松的老年人,可在医生指导下补钙。

## 误区 158. 颈椎病患者无需谨防脑中风

正常情况下,通过颈椎的活动而发生头位变化。这种变化活动,因富有弹性的椎间盘和韧带支持,使椎体不会出现前后错位等状况。随着年龄的增长,颈部肌肉和韧带的劳损、退化,固定关节的力量和功能减弱,在低头或仰头时,颈部关节失稳、摆动和错位,会刺激在颈椎横突孔中穿行的椎动脉,使之痉挛、收缩或扭曲变形,并进一步造成脑部供血不足。另外,由于椎间盘的纤维附着在椎体边缘,错位引起纤维环反复牵拉,刺激椎体边缘,而发生椎体增生,从而压迫椎动脉,引起椎动脉狭窄或痉挛,同样会造成脑供血不足。颈椎病多发生于中老年人,而中老年人又多伴有动脉硬化,这样脑血流量会进一步减少,流速减慢,更易形成血栓而发生中风。

所以,中老年颈椎病患者应积极预防中风。除用相应的药物预防和治疗外,头部转动要缓慢,枕头宜低且不宜过硬,以减少增生的椎体对椎动脉的压迫,尽量避免中风的发生。

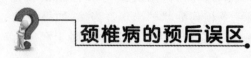

## 颈椎病的预后误区

### 误区 159. 没有影响颈椎病疗效的因素

颈椎病的疗效可受到以下因素的影响。

(1)年龄:是影响颈椎病疗效的重要因素。年轻人肯定比老年人恢复快。

(2)病程:病程超过 2 年,就难免影响其恢复。例如,脊髓型颈椎病是以缓慢发病为特征,其疗效因病程长短而不同,病程长者术前脊髓碘油造影有梗阻,术后 3～6 个月已基本通畅,但症状改善缓慢,而病程短者恢复的情况就较好。

(3)外伤:偶遇轻微外伤后,往往立即出现脊髓和神经损害的临床表现。这是因为脊髓组织较为耐受慢性磨损和慢性外压,但不能耐受轻微的急性损伤,故其非手术及手术疗效以神经组织损害的不同程度而定。

(4)临床症状:病程缓慢,症状较轻,非手术疗效突出,但手术疗效并不一定属于优良;病程较短,病情虽特别严重,手术后恢复往往较快,而且疗效良好。

(5)病变范围:单一椎间盘病变给脊髓的损害肯定较多个椎间盘病变为轻,但脊髓型颈椎的病变范围是多发性的,切除数目不够往往影响疗效。

(6)椎管狭窄率:不论是先天性或后天性的椎管狭窄,其狭窄率均以 50％为界;也不论手术方式如何,大于 50％者,其预后差,小于 50％者,则预后较好。

(7)病理类型:交感型与椎动脉型非手术疗效较好,神经根型有 90％、脊髓型有 75％的手术疗效属于优良。

110

(8)植骨种类:以自体骨植骨为好,同种异体骨移植仅 50% 融合,植骨吸收后植体之间的距离变小,会造成该部椎管狭窄程度加重而影响疗效。

## 误区 160. 颈椎病不能治愈

颈椎病是一种常见病、多发病,严重者可导致瘫痪。确定属于哪一型,对下一步治疗很关键。如椎动脉型是由于穿过颈椎横突供应大脑血液的椎动脉受压,使大脑因缺血而产生症状,活动就有可能加剧症状。因此,颈椎病患者一定要在医生的严格指导下进行治疗包括物理疗法、牵引等,否则就可能出现病情加重甚至瘫痪的可能。特别强调的是,如果患者出现肢体症状,一定要尽快、及时地进行治疗,包括手术治疗。经过严格、科学的治疗,颈椎病是可以治愈的。

## 误区 161. 非手术治疗可以治愈所有的颈椎病

多数颈椎病患者可以通过非手术治疗等获得缓解。但是从目前的现状来看,单纯的牵引、按摩、针灸、物理疗法以及服用药物等保守疗法是不能彻底治愈颈椎病的,但这并不是要求颈椎病患者都要接受手术治疗。不能完全否定某些夸大的疗法和药物对于颈椎病的治疗效果,但是经常见到患者的瘫痪症状已经非常明显,却还是由于惧怕手术而拒绝手术治疗,导致脊髓损害加重或者出现变性而失去恢复的机会,降低手术疗效。

## 误区 162. 颈椎病不容易复发

在临床治疗颈椎病的过程中,有时会发生有些患者反复就诊的情况。那么,为什么颈椎病容易复发呢?主要原因是:

(1)从颈椎的解剖和生理角度上来看。颈椎较胸椎和腰椎的活动度要大,活动频率也高。颈椎要进行前屈后伸、左右侧屈、左右侧转、旋转等各方向的复合运动,而颈椎的支持结构却较胸椎和腰椎薄弱。此外,颈椎椎体后关节等结构也较胸、腰椎弱小,因此在稳定性上也较胸、腰椎差。高活动度和低稳定性一旦失去协调和平衡,即颈部活动过度或某些因素诱发颈部失稳,都将造成颈椎病的复发。

(2)由于颈椎病的许多病理改变与神经、血管等有密切关系,骨质增生等退变往往是不可逆转的。当病理改变影响到椎间孔、横突孔时,由于这些部位本身的解剖特点(椎动脉穿过横突孔是其他脊椎椎体所没有的),可使临床症状十分明显。因此,局部轻微的一点病理改变都有可能导致或加重临床症状,这也是临床上颈椎病易于复发的原因之一。

(3)从生物力学方面讲。一旦某椎节发生退变,并出现由骨质增生等原因造成制动后,其相邻椎节的生物力学负荷也会相应出现变化,时间久了,相邻椎节也会发生退变。例如:第4～5或第5～6颈椎产生骨质增生、韧带钙化等严重退变,活动度降低后。相应的第2～4或第6～7颈椎也会随之发生相应的改变。

(4)不良姿势和体位没有得到纠正,或是咽喉部反复的炎症,劳累,头颈部扭伤等没有及时处理和治疗,或是治疗后症状改善不彻底、疗效不巩固,都会导致复发。

(5)不容忽视的原因是患者对疾病的自我认识和重视程度。那些易于复发的颈椎病患者,多数不能坚持正规治疗;治疗断断续续,没有规律;症状略有缓解就自动放弃治疗,疗效得不到巩固;不遵循医嘱,在疗程结束后,不能坚持进行自我锻炼或纠正不良习惯等,这些都无疑导致了颈椎病的复发。因此,即便是繁忙,也要抽出一点时间调整、休息一下。